Gerd Mischler

# Von der Freiheit, das Leben zu lassen

Kulturgeschichte des Suizids

EUROPA
VERLAG

GERD MISCHLER

# VON DER FREIHEIT, DAS LEBEN ZU LASSEN

## KULTURGESCHICHTE DES SUIZIDS

EUROPA VERLAG
HAMBURG · WIEN

Ein Titelsatz für diese Publikation ist bei
Der Deutschen Bibliothek erhältlich.

Erstausgabe

Lektorat: Aenne Glienke
Umschlaggestaltung: Kathrin Steigerwald, Hamburg
Foto: © Erik Rank, Photonica
Innengestaltung: H & G Herstellung, Hamburg
Druck und Bindung: Wiener Verlag, Himberg bei Wien
ISBN 3-203-80064-0

Informationen über unser Programm erhalten Sie beim
Europa Verlag, Neuer Wall 10, 20354 Hamburg
oder unter www.europaverlag.de

*Für Christof, der lebt*

# Vorwort
# Freiheit zum Tod – Wieso?

»So weit ich blicke, ich sehe nirgendwo ... daß der Freitod anerkannt würde als das, was er ist: ein *freier* Tod eben und eine hochindividuelle Sache, die zwar niemals ohne gesellschaftliche Bezüge vollzogen wird, mit der aber letztlich der *Mensch mit sich allein ist, vor der die Sozietät zu schweigen hat.*«[1] Mit diesen Worten faßte Jean Améry 1976 seine Erkenntnisse zum Suizid zusammen. Der österreichische Schriftsteller stellt in seinem *Diskurs über den Freitod* fest, daß es den von gesellschaftlichen und moralischen Zwängen und Vorwürfen befreiten Suizid nicht gibt. In jeder Epoche der westlichen Geschichte, in allen Kulturen dieser Welt ist die Selbsttötung eingebunden in ein Netzwerk aus ethischen Konventionen und Tabus. Jede Gesellschaft setzt der freien Entscheidung des Menschen, sein Leben zu beenden, Grenzen.

In keinem Kulturkreis ist die Frage nach dem selbstbestimmten Tod so wichtig wie in Europa und Nordamerika. Im Verlauf der letzten zwei Jahrhunderte hat die europäische und amerikanische Zivilisation die Rechte und Freiheiten, die Individualität und die

Würde des einzelnen zu ihrem höchsten Gut erklärt. Die westliche Menschenrechtsgesellschaft definiert sich durch den Schutz, den sie der Persönlichkeit jedes ihrer Mitglieder zuteil werden läßt.[2] In einem Punkt ist die christliche Kultur jedoch bis heute nicht bereit, dem Menschen die volle, selbstverantwortete Freiheit zuzugestehen – in der Wahl seines eigenen Todes. Weil sie ihren Selbstzweck im Schutz der Würde und Unantastbarkeit des Menschen sieht, ist jeder Angriff auf den Menschen in den Augen der westlichen Gesellschaften eine Gotteslästerung. »Und der Selbstmord ist eines dieser Attentate. Es kommt gar nicht darauf an, von wessen Händen die Tat ausgeführt wird«,[3] erklärte Emile Durkheim bereits 1897.

Die Tabuisierung des Selbstmords in der westlichen Menschenrechtsgesellschaft ist absurd: Freiheit von äußeren Zwängen und Einschränkungen macht nur dann Sinn, wenn sie dem Individuum auch die volle Freiheit zugesteht, etwas Bestimmtes zu tun. Die Freiheit des Menschen von wirtschaftlicher Not und politischer Unterdrückung ist nur dann sinnvoll, wenn damit die Möglichkeit einhergeht, das eigene Leben – im Rahmen der gesetzlichen Grenzen – frei zu gestalten. Dieses Freiheitsrecht muß auch das Recht auf einen selbstbestimmten Tod beinhalten. Genau diese Freiheit will die westliche, vom Christentum geprägte Kultur dem Individuum jedoch nicht gewähren.

Dieses Buch beschäftigt sich mit den Grenzen, die dem Suizid durch politische Umstände, religiöse und philosophische Traditionen sowie gesellschaftliche Verhaltensnormen in verschiedenen Kulturkreisen gesetzt sind und zu unterschiedlichen Zeiten in der westlichen Geschichte gesetzt wurden. Philippe Ariès und Georges Minois haben umfassende und in ihrer wissenschaftlichen Qualität unübertroffene Studien über die Geschichte des Todes vorgelegt – Ariès zur Todesproblematik im allgemeinen,[4] Minois zur Geschichte des Selbstmords vom Mittelalter bis zum 19. Jahrhundert.[5] Keiner von beiden hat sich dem Thema jedoch unter der Leitfrage genähert, wie frei der Mensch in unterschiedlichen Epochen war, wenn er sein Leben lassen wollte. Ganz ausgeklammert wurde die Frage nach der Freiheit des Suizids in der vorliegenden Literatur dennoch nicht. In *The Savage God*[6] hat sich A. Alvarez mit diesem Problem beschäftigt. Seine Studie des Suizids ist jedoch auf die Auswirkungen der Selbstmordtabus auf Künstler und Literaten beschränkt. Der anonyme Freitod des Normalbürgers interessiert Alvarez nicht. Mit den philosophischen Diskursen über das Recht des Menschen, sich selbst zu töten, hat sich jüngst Friedhelm Delcher in *Die Signatur der Freiheit* beschäftigt. Doch Delcher beschränkt seine Untersuchungen auf die abendländische Philosophie.

Eine kulturhistorische Untersuchung der Fragestellung gibt es bis heute nicht. Auch einen Vergleich der Einstellungen zum Suizid im christlich geprägten Westen mit den Positionen anderer Kulturkreise – dem Buddhismus, dem Hinduismus, der Gesellschaft und Religion Japans, den Naturvölkern etc. – gibt es noch nicht. Hilfreich für die entsprechenden Kapitel dieses Buchs waren jedoch die hervorragenden Studien von Maurice Pinguet zum Freitod in Japan,[7] von David Lester zu Selbsttötungen bei nordamerikanischen Indianern,[8] von Jörg Fisch zur Witwenverbrennung im Hinduismus[9] sowie von Paul Bohannan, Jakob Wisse und Hans Joachim Sell zum Suizid in Afrika, Indonesien und bei anderen Naturvölkern.[10]

Der im vorliegenden Buch gestellten Frage nach der Freiheit des Suizids liegt ein kulturgeschichtlicher Ansatz zugrunde: Menschliches Leben spielt sich zwischen gesellschaftlichen, politischen und wirtschaftlichen Institutionen ab. Staat, Religion und Wirtschaft setzen dem Leben des einzelnen Grenzen, indem sie sein Handeln in bestimmte Bahnen zu lenken versuchen. Literatur, Kunst und Philosophie setzen dieses Spannungsfeld in Bilder und Texte um. Durch das Zusammenwirken verschiedener Ideen, durch die Reaktion eines Menschen auf die Anschauungen und Thesen eines anderen, entstehen Diskurse. Diese Textgemenge befinden sich ständig im Fluß und schreiben dennoch zu jeder Zeit fest, was der einzelne für wünschenswert zu halten hat und wie er sich verhalten soll. Indem sie ihm erklären, was er tun und was er lassen soll, eröffnen sie ihm Handlungsmöglichkeiten oder verbauen sie. Über die Jahrhunderte der europäischen Geschichte wie auch in außereuropäischen Kulturen entstand in diesen Diskursen ein Bild des Freitods als einer verwerflichen und unerlaubten Handlung.

Meine Suche gilt eben jenen gesellschaftlichen, politischen und religiös-ethischen Aussagen und Zwängen, die es dem Menschen in unterschiedlichen Epochen und Kulturkreisen unmöglich gemacht haben und immer noch machen, sich frei für den eigenen Tod zu entscheiden.

Um diese Frage beantworten zu können, müssen auch die jeweiligen politischen und wirtschaftlichen Zeitumstände in die Darstellung einfließen. Erst der breitgefächerte Blick macht dieses Buch zu einer Kulturgeschichte des Freitods.

Um der umfassenden historischen wie multikulturellen Fragestellung gerecht zu werden, ist *Von der Freiheit, das Leben zu lassen* in zwei große Abschnitte unterteilt. Die Beschreibung der unterschiedlichen Einstellungen zum Suizid im Verlauf der europäischen Geschichte und der Blick über diesen Tellerrand hinaus auf den Freitod in anderen Kulturkreisen scheinen dabei zunächst in keinem logischen Zusammenhang zu stehen. Die chronologisch voranschreitende Betrachtungsweise der Geschichtsforschung und der geographisch aufgefächerte Blick der Ethnologie widersprechen sich jedoch nur scheinbar. Beide suchen nach dem Fremden und Andersartigen, um es ihrer eigenen Lebensweise und Zivilisation als Spiegel vorhalten und fragen zu können, ob andere Formen menschlichen Zusammenlebens nicht auch als nachahmenswerte Alternativen der Lebensgestaltung zu betrachten sind. Während der Historiker das Exotisch-Fremde in vergangenen Epochen findet, muß sich der Ethnologe in ein Flugzeug setzen und in den afrikanischen Busch oder die Regenwälder Papua-Neuguineas vordringen. Ihre Arbeitsweisen mögen sich unterscheiden, die grundsätzliche Neugier und die Fragen, die Ethnologen und Historiker antreiben, tun es nicht. Dieses Buch versucht beide Perspektiven zu vereinen.

# Selbstmord, Freitod, Selbsttötung – Was ist »Suizid«?

Der Selbstmord ist geheimnisvoll und unnahbar. Durch seinen Freitod entzieht sich ein Mensch der Gesellschaft und trotzt ihren Tabus. Die Gründe, weshalb Menschen sich das Leben nehmen, sind vielfältig. Psychologische und neurochemisch-biologische Ursachen spielen dabei genauso eine Rolle wie das soziale Umfeld und die wirtschaftlichen und politischen Lebensverhältnisse. Die Zahl der Suizide in einer Gesellschaft hängt mit ihren religiösen und moralphilosophischen Traditionen und mit ihrem kulturellen Entwicklungsstand zusammen.[1] Für sich genommen kann keiner dieser Faktoren ausreichend erklären, weshalb Menschen ihrem Leben ein Ende setzen. Erst das einer Gesellschaft eigene Zusammenspiel von Religion, Kultur und sozialen Strukturen eröffnet oder verbaut dem einzelnen die Freiheit, sein Leben zu lassen. Nur dort, wo eine religiös oder profan begründete Ethik es dem Menschen erlaubt, aus Angst, Verzweiflung oder Depression heraus den Entschluß zu einem selbst gewählten Tod zu treffen, gibt es aus psychologischen und biologischen

Zwängen heraus den Ausweg in einen wirklich freien Tod ohne Tabus. In den Gesellschaften des Westens, die die Rechte, die Würde und die Freiheit des Menschen zum obersten Maßstab erheben, wird ihm die ultimative Freiheit, sein Leben aufzugeben, traditionell nicht zugestanden.

Da es unzählige Möglichkeiten gibt, um freiwillig und selbstbestimmt aus dem Leben zu scheiden, wird nur eine möglichst weit gefaßte Definition dem Sachverhalt des Suizids gerecht. Dabei muß jede Beschreibung der Selbsttötung zwei Merkmale enthalten: Der Tod muß zum einen die Folge einer Handlung sein, die der Betreffende – gegebenenfalls mit Beihilfe eines anderen – selbst ausgeführt hat; der, der Hand an sich selbst legt, muß sich dabei zum anderen darüber bewußt sein, daß sein Handeln zum Tod führt oder führen kann. Der französische Soziologe Emile Durkheim hat den Suizid bereits 1897 als »jeden Todesfall« beschrieben, »der direkt oder indirekt auf eine Handlung oder Unterlassung zurückzuführen ist, die vom Opfer selbst begangen wurde, wobei es das Ergebnis seines Verhaltens im voraus kannte«.[2]

Die Handlung, die den Tod herbeiführt, muß nicht notwendig in einem aktiven Handeln bestehen. Auch wer Handlungen unterläßt, mit denen er sein Leben retten könnte, tötet sich selbst. Ein Suizid liegt beispielsweise auch dann vor, wenn ein Patient sich einer lebensnotwendigen medizinischen Behandlung verweigert.[3] Eine grobe Vernachlässigung der eigenen Gesundheit, Drogen- oder Medikamentenmißbrauch und übertriebener Alkohol- sowie Nikotinkonsum sind ebenso Formen des versuchten Selbstmords wie freiwillige Aufenthalte in Seuchengebieten, risikoreiche Klettertouren, Drachenfliegen, Fallschirmspringen oder die Spritztour auf einem 300 Stundenkilometer schnellen Motorrad. Menschen, die diese Risiken auf sich nehmen, verschleiern und maskieren ihre Todessehnsucht lediglich. Sie setzen ihr Leben bewußt einer Gefahr aus, die mit dem Tod enden könnte.[4]

Nicht immer wollen sich Menschen mit einer Handlung, die ihren Tod herbeiführen kann, auch wirklich das Leben nehmen. Patienten in psychiatrischer Therapie, die sich mit Alkohol oder Tabletten vergiftet haben, war das Bedürfnis, sich zu betäuben, oft wichtiger als der Wunsch zu sterben. Für Psychologen und Ärzte handelt es sich hierbei dennoch um einen versuchten Selbstmord.[5] Oft ist der Suizidversuch auch »nur« ein verzweifelter Hilferuf an das soziale Umfeld eines psychisch leidenden Menschen. In diesen Fällen wird die Selbsttötung entweder vor den Augen der angesprochenen Person selbst begangen, oder der Betreffende richtet es so ein, daß er gefunden wird, noch bevor die tödliche Dosis Schlaftabletten oder der Schnitt in die Schlagadern gewirkt hat.[6]

Die Vielzahl der gesellschaftlichen Ursachen und psychischen Antriebskräfte, die einen Menschen in den selbstgewählten Tod führen können, ebenso wie die unterschiedlichen Mittel und Wege, die er dabei wählen kann, machen jeden Suizid zu einer unumkehrbaren Katastrophe, zu einem immer wieder einzigartig tragischen Schlußpunkt eines individuellen Leidenswegs. Wie »ernst« ein Suizid oder sein Versuch gemeint ist, läßt sich letztlich nur aufgrund der Untersuchung und Abwägung von drei

Faktoren entscheiden: Es ist zum einen die Frage danach zu stellen, wie ausgeprägt der Wunsch zu sterben war; zum anderen muß untersucht werden, ob der Betreffende ein rasches Auffinden seiner Person nach dem Selbsttötungsversuch möglich gemacht oder dies gezielt verhindert hat; die Ernsthaftigkeit eines Suizidversuchs hängt schließlich auch davon ab, ob der Betreffende seinem Leben mit Mitteln ein Ende gesetzt hat, die mit großer Wahrscheinlichkeit zum Tode führen mußten – ob er sich also zum Beispiel erschossen oder erhängt hat – oder ob er zu »weicheren« Methoden wie Tabletten, Drogen oder einem Schnitt in die Schlagadern griff, die nicht sofort zum Tod führen müssen.[7]

Die Erklärungen dafür, weshalb Menschen ihr Leben lassen, sind ebenso vielfältig wie die tatsächlichen Gründe für ihre Selbsttötung: Angst und Einsamkeit, Daseinsverdrossenheit, Depression und Hoffnungslosigkeit, Unzufriedenheit mit dem Leben und Lebensangst stehen neben Arbeitslosigkeit, wirtschaftlicher Not, Unzufriedenheit und Mobbing am Arbeitsplatz, Krankheit und Alter, politischen Motiven oder der Lust am Spiel mit dem eigenen Leben. Mit biologisch-neurochemischen, psychologischen und soziologischen Ansätzen versuchen Wissenschaftler zu erklären, weshalb sich Menschen das Leben nehmen.

In der Biologie hat Jean-Étienne Esquirol bereits 1838 versucht, den Selbstmord durch eine genetische Veranlagung zu begründen. Die Neigung zur Selbsttötung kann nach heutigem Wissensstand jedoch nicht vererbt werden. Möglich ist allerdings eine Vererbung des Hangs zur Depression und einer gewissen

Unfähigkeit, impulsives Verhalten zu kontrollieren. Psychische Streßsituationen können dann gegen die eigene Person gerichtete selbstzerstörerische Handlungen auslösen, die bis zur Selbsttötung reichen.[8]

Von biologischer Seite wird der Selbstmord auch mit Stoffwechselstörungen im Gehirn erklärt. »Vor allem hinsichtlich der beiden großen psychiatrischen Störungen, nämlich den Schizophrenien und den affektiven Störungen (depressive und manisch-depressive Störungen), wurden Veränderungen im Bereich der wichtigsten Transmittersysteme vermutet«,[9] erläutert Thomas Bronisch vom Max-Planck-Institut für Psychiatrie in München. Transmitter sind neurochemische Botenstoffe, die einen elektrischen Impuls von einer Gehirnzelle zur anderen weiterleiten. Bei depressiven Störungen und Stimmungsschwankungen stimmt das Gleichgewicht zwischen einzelnen Transmittern – z.B. Adrenalin, Serotonin oder Dopamin – nicht. Der Körper versucht den Mangel eines Botenstoffs durch die verstärkte Produktion dieses Transmitters auszugleichen und schießt dabei über das Ziel hinaus. Durch diese Überkompensation werden Verhaltensweisen ausgelöst, die sich auch gegen die eigene Person richten und nicht kontrolliert werden können.[10]

Psychologen haben zur Erklärung des Suizids vor allem eine dem Menschen angeborene Neigung zur Autoaggression sowie die Konzepte der »narzißtischen Krise« und eines unerträglichen psychischen Schmerzes vorgeschlagen. Der dem Menschen angeborene Hang, sich selbst zu schaden, wird unter normalen Bedingungen durch Vernunft und Eigenliebe in Schach gehalten. Bei einer Schwächung der Psyche kann die Neigung zur Selbstzerstörung in den Suizid münden.[11]

Für die Narzißmustheorie (die Bezeichnung »Narzißmus« leitet sich von der Sage des antiken Jünglings Narkissos ab, der die Aufmerksamkeiten der Echo verschmähte und dafür mit unstillbarer Selbstliebe bestraft wurde) handelt es sich beim Freitod um den verzweifelten Versuch, einen Angriff auf ein bereits geschwächtes Selbstwertgefühl abzuwehren. Menschen, die zu narzißtischen Krisen neigen, hatten in ihrem Leben meist nicht genug Möglichkeiten, ein ausreichend starkes Selbstwertgefühl aufzubauen. Aufgrund ihrer biografischen Entwicklung sind sie ausgesprochen kränkbar und fühlen sich auch durch berechtigte Kritik verletzt oder sogar abgelehnt. Kränkungen führen bei diesen Menschen zu Wut- und Zornausbrüchen. Da sie ihr soziales Umfeld jedoch als lebensnotwendig ansehen, können sie ihre Aggression nicht an anderen auslassen und richten sie zwangsläufig gegen sich selbst.[12] Ebenso wie zu narzißtischen Krisen neigende Menschen Beleidigungen und Kränkungen als psychische Schmerzen empfinden, leiden gesellschaftlich isolierte Menschen und solche, die ihren Partner, ihre Eltern, ihr Kind oder andere ihnen nahestehende Personen verloren haben, an psychischen Qualen, die sich nur mit intensiven körperlichen Schmerzen vergleichen lassen. »Trennungsschmerz und Angst vor sozialer Isolation scheinen ... so stark ausgeprägt zu sein, daß sich die menschliche Natur mit ihrem Überlebenswillen nicht mehr durchsetzen kann«,[13] faßt Thomas Bronisch zusammen.

Soziologen, die sich mit dem Selbstmord beschäftigt haben, stellten fest, daß sich Menschen unter bestimmten gesellschaftlichen Rahmenbedingungen besonders häufig das Leben nehmen. Politische und wirtschaftliche Krisen, Verstädterung und Beschäftigungslosigkeit wirken sich ebenso auf die Suizidraten aus wie Klima, Religion und sozialer Stand. Die Tatsache, daß Österreich, Ungarn, Tschechien, Skandinavien, die Bundesrepublik, die Schweiz, Frankreich und die Beneluxländer die europäischen Selbstmordstatistiken über Jahrzehnte hin anführen, während die Mittelmeerländer regelmäßig die geringsten Suizidzahlen aufweisen, wird sowohl mit dem Klimagefälle zwischen dem regenreichen Norden und dem sonnigeren Süden erklärt wie mit dem Umstand, daß die Verstädterung in Europa von Süden nach Norden zunimmt. Zur Begründung der größeren Häufigkeit der Selbsttötung in Städten werden die anonymen Lebensverhältnisse, die größere Arbeitslosigkeit und die Tatsache angeführt, daß die sozialen Netzwerke dem einzelnen in den Städten keine ausreichende Hilfestellung für die Bewältigung von Lebenskrisen anbieten.[14]

Auch die Stellung des einzelnen im Gesamtgefüge der Gesellschaft wirkt sich auf den Suizid aus. In den gesellschaftlichen Ober- und Unterschichten sind Selbsttötungen häufiger als in der Mittelklasse. Menschen aus den oberen Gesellschaftsschichten tendieren dazu, berufliche und soziale Mißerfolge sich selbst zuzuschreiben und gegebenfalls tödliche Konsequenzen aus der Erkenntnis zu ziehen, versagt zu haben. Am unteren Ende der Gesellschaft können psychische Tiefschläge zunächst in Haß auf das Establishment umgewandelt werden. Nur wenn sich diese

Verbitterung nicht nach außen entladen kann, richtet der einzelne Aggressionen gegen sich selbst. Da die Spielregeln der westlichen Industriegesellschaft Mord und Aufstände nicht zulassen, nehmen Menschen aus den unteren Gesellschaftsschichten Zuflucht zum Selbstmord.[15]

Emile Durkheim hat den Selbstmord soziologisch erklärt. Da seine Überlegungen die gesellschaftlichen Strukturen, die ideengeschichtlich-philosophischen Traditionen und die Religion berücksichtigen, die sich zu unterschiedlichen Zeiten und in verschiedenen Kulturen auf den Suizid auswirkten, ist sein Modell für eine kulturgeschichtliche Behandlung des Freitods besonders hilfreich. Der französische Soziologe beschreibt Religion und Gesellschaft als untrennbar miteinander verwoben: Im gegenseitigen Zusammenspiel liefert die Religion der Gemeinschaft die moralischen Regeln, die den Zusammenhalt und das Funktionieren der Gesellschaft erst ermöglichen. Religiöse Traditionen geben der Gesellschaft eine Reihe von moralischen »Dogmen und Praktiken« vor, die für jedes Mitglied der Gemeinschaft verbindlich sind und die ein bestimmtes Verhalten von ihm verlangen. Die Religion hält die gesellschaftliche Gruppe zusammen, »weil sie ... alle an den gleichen Lehrkodex bindet, und die Gemeinschaft ist um so enger, je umfassender und fester gebaut dieser Lehrkodex ist«.[16] Dieses ethische Regelwerk ist in verschiedenen Kulturen und zu unterschiedlichen historischen Zeitpunkten enger oder weiter gefaßt und nimmt oder bietet dem einzelnen dadurch mehr oder weniger die Möglichkeit, sich selbst das Leben zu nehmen.[17] Je unverbindlicher religiöse und ethische

Verhaltensnormen sind, so Durkheim, desto schwächer ist auch der innere Zusammenhalt der Gesellschaft. Selbstmorde häufen sich, »wenn die Kollektivkräfte [z. B. Glaubensdogmen; A. d. V.], die ihn am besten im Zaum halten, schwächer werden. Wenn die Gesellschaft stark integriert ist, hält sie ihre Mitglieder in Abhängigkeit, betrachtet sie als in ihrem Dienst stehend und läßt es infolgedessen nicht zu, daß sie über sich selbst nach Belieben verfügen. Sie widersetzt sich dem, daß sie sich durch den Tod ihren Pflichten ihr gegenüber entziehen.«[18]

Von der mißglückten Anpassung des einzelnen an bestimmte Gesellschaftsformen und deren religiös-ethischen Grundlagen leitet Durkheim vier Formen der Selbsttötung ab. Gesellschaften, die dem Individuum zu viel Spielraum lassen, erklärt Durkheim, fördern den »Egoismus« des einzelnen. Übersteigertes Ich-Bewußtsein und Individualität können im Extremfall zu einem Zusammenbrechen der Bindungen zwischen dem einzelnen und der Gesellschaft und zum »egoistischen Suizid« führen. Läßt die Gemeinschaft der persönlichen Entwicklung des einzelnen zu wenig Spielraum, kommt es hingegen zu »altruistischen« Selbstmorden. Damit sich Individuum und Gesellschaft im Gleichgewicht befinden, dürfen die sozialen Normen weder zu eng noch zu weit sein. Ist das moralische Regelwerk zu streng, kommt es, wie im Fall der indischen Witwenverbrennung oder der japanischen Kamikaze-Flieger, zu »fatalistischen« Selbsttötungen. Zu weite Normen begünstigen den »anomischen« Suizid.[19] »In Ermangelung einer klaren Vorstellung, welche Zwecke oder welche Mittel gesellschaftlich erwünscht sind, verliert das Individuum seine Orientierung«[20] und tötet sich infolge dieser Hilflosigkeit selbst.

Nur in der Kultur des europäischen und atlantischen Westens verweist die Ethik des Christentums den Suizid in die starren Grenzen eines unumstößlichen Verbots. In anderen Kulturkreisen fordern moralische Normen und Glaubensdogmen die Selbsttötung. Indische Witwen beispielsweise mußten sich bis ins 20. Jahrhundert hinein nach dem Tod ihres Ehemanns selbstverbrennen, weil es die religiöse Tradition und der Zwang der Gesellschaft von ihnen verlangten. In Japan wurden Selbstmorde jahrhundertelang in Form des Harakiri begangen, weil es der Kodex des eng zusammengefügten sozialen Ritterstands vorschrieb. Kamikaze-Flieger stürzten sich während des Zweiten Weltkriegs vorsätzlich in den Tod, weil ihr Vaterland und das göttliche Prinzip des Tenno als dessen höchste Verköperung von den Piloten die Aufopferung ihres Lebens forderten. Nicht viel anders lag der Fall, als während des »heiligen« Kriegs zwischen Irak und Iran »Kinderkrieger« in die verminten Schlachtfelder des jeweiligen Gegners hineinliefen – wohlwissend, daß sie dabei den Tod finden.

In den hier zitierten Fällen besteht der gesellschaftliche Zwang nicht in einem Verbot des Freitods, hier gibt es vielmehr eine soziale und religiöse Pflicht zur Selbsttötung. Selbstverständlich handelt es sich bei diesen Suiziden nicht um Selbstmorde im westlichen Verständnis, sondern um Opfertode, durch die der einzelne sein Leben für eine »größere« soziale oder religiöse Idee hingibt.[21] Eine Art »moralische Diktatur« läßt hier keinen Raum für die freie

Willensentscheidung des einzelnen, seinem Leben ein Ende zu setzen. Sie zwingen ihn zur Selbsttötung. Die oben aufgestellte Definition des Suizids als einer vorsätzlichen Selbstschädigung, von der der einzelne wissen muß und kann, daß sie zu seinem Tod führt, läßt sich jedoch auch auf die Opfertod-Suizide in außereuropäischen Kulturen anwenden.

Die Verbindung des Selbstmords mit den sozialen, ethischen, religiösen und immer wieder auch politischen und wirtschaftlichen Zeitumständen führt zu der Frage, welcher Begriff sich zur Beschreibung der Selbsttötung am besten eignet: Selbstmord, Freitod, Suizid? Jedes dieser Wörter trifft eine moralische Wertung. Wer sich für einen Begriff entscheidet, übernimmt seine positiven oder negativen Konnotationen, ohne es zu wollen. Die größte Distanz zum Thema ermöglicht der auf das lateinische »sui caedere« (sich töten) zurückgehende Begriff »Suizid«. Ihm haftet allerdings auch die Unnahbarkeit und Kälte der förmlichen, abstrakten und wenig anschaulichen Wissenschaftssprache an. Auch die Bezeichnung »Selbsttötung« erlaubt es, sachlich und zurückhaltend darüber zu sprechen und zu schreiben, daß Menschen ihr Leben lassen. Sie ist jedoch steril und eignet sich nur dazu, den Kern des Sachverhalts zu beschreiben – eben daß sich jemand selbst getötet hat. Positive oder negative Wertungen lassen sich mit diesem Begriff nicht ausdrücken. Die größte Verachtung für die Selbsttötung steckt wohl in dem Wort »Selbstmord«. Wer sich seiner bedient, bringt damit zum Ausdruck, daß er auch eine Selbsttötung für nichts anderes hält als moralisch verwerflichen, frevelhaften Mord. Wer den Suizid als

Ausdruck der Freiheit des Menschen, als ein Menschenrecht betrachtet, wird den Begriff »Freitod« bevorzugen. »Freitod meint: frei zum Tode sein, sich selbst die Freiheit nehmen, sterben zu dürfen, sterben zu können – wann immer man dies für sinnvoll, richtig und nützlich halte. Freitod heißt: die Form und Zeit des eigenen Todes frei zu wählen, als mündiger Bürger in Freiheit, frei wohl auch dann vor Gewissensbissen, frei im Sinne einer Befreiung – wobei dahingestellt sein mag, ob dies eine Befreiung vom Leben oder von einer Qual sei. Freitod, das könnte auch bedeuten, daß sich jemand aus unlösbar verstrickten Zwängen frei macht durch den Tod, daß er sich aus unfreien, engen, schändlichen Lebenssituationen befreit, befreit durch den Tod, das Endgültige, Unwiderrufliche; daß jemand die Hüllen des Körperlichen und seine Schmerzen abwerfen will zur letzten Häutung; daß da der Wunsch, keine Schmerzen mehr ertragen zu wollen, zum *letzten* Wunsch wurde; daß hier der Hoffnung Zeichen gesetzt werden, die gequälte Seele könne durch einen Sprung ins Nichts Ruhe finden, letzte Ruhe.«[22]

In den folgenden Kapiteln werden die Begriffe »Freitod«, »Suizid«, »Selbsttötung« und »Selbstmord« nebeneinander verwendet. Ich bin mir darüber im klaren, daß jeder dieser Begriffe sein eigenes moralisches Urteil fällt. Nicht immer entspricht diese Wertung auch meiner eigenen Meinung.

# Der Freitod in Europa

## 1. Die Freiheit der heldenmütigen Seele und die Giftschränke des Staats – Der Suizid in der Antike

Athen, 264 vor Christus: Der 98jährige Zenon verläßt die Räume der *Stoa poikile*. Als er die Treppen hinabsteigt, die zu den Säulengängen des Schulgebäudes führen, stolpert der Philosoph und bricht sich einige Finger. »Schon komme ich, was rufst du mich?« soll der Gründer der Stoa daraufhin gesagt und sich erwürgt haben. Sein Nachfolger, Kleanthes, stirbt drei Jahrzehnte später einen freiwilligen Hungertod. Um eine Geschwulst am Zahnfleisch zu heilen, hatten die Ärzte dem griechischen Philosophen empfohlen, zwei Tage lang nichts zu essen. Als das Geschwür verheilt ist und die Mediziner Kleanthes erlauben, wieder Nahrung zu sich zu nehmen, will dieser davon nichts wissen. Einen Teil des Weges hätte er schon zurückgelegt, erklärt der Philosoph und hungert sich selbst zu Tode.

Von den führenden Köpfen der Stoa nehmen sich die meisten selbst das Leben. Der Freitod des bedeutendsten Vertreters stoischer Philosophie im römischen Kaiserreich, Seneca, gehört wohl zu den bekanntesten Selbstmorden der Geschichte. Als Kaiser Nero seinen ehemaligen philosophischen Lehrer 65 nach Christus der Teilnahme an einer Verschwörung sowie des Hochverrats beschuldigt und ihn auffordert, sich umzubringen, diktiert Seneca einem Sklaven einen Abschiedsbrief, verabschiedet sich von seiner Frau, trinkt in »stoischer« Gelassenheit einen Becher Gift und legt sich mit aufgeschnittenen Schlagadern ins Bad.[1]

Die Philosophen der Stoa – Zenon, Kleanthes, Epiktet, Marc Aurel, Seneca, Plinius und andere[2] – gelten als Verteidiger und Freunde der Selbsttötung. Weil sich zahllose seiner Schüler im Anschluß an seine Vorträge das Leben nehmen, handelt sich der Grieche Hegesias durch sein Eintreten für den Freitod den Spitznamen »Peisithanatgos«, der »zum Tod Überredende« ein. Hegesias wird ein Lehrverbot auferlegt.[3]

Die Stoa geht davon aus, daß alles auf der Welt aus der göttlichen Urkraft der Vernunft – dem »Logos« – hervorgeht und der gesamte Kosmos vom belebenden göttlichen Atem – dem »Pneuma« – durchdrungen ist. Die menschliche Seele ist für die Stoiker das Abbild des Logos. Durch seine Vernunft hat der Mensch Anteil an der göttlichen Vernunftkraft. Da der menschliche Grundcharakter mit dem Wesen der Natur übereinstimmt, hat der Mensch die Pflicht, mit der Natur in Einklang zu leben. Und weil es zwischen der Vernunft und der Natur keinen Unterschied gibt, muß auch der Mensch ein vernunftgemäßes Leben führen.[4]

Wird ein Mensch unheilbar krank oder leidet er unter unerträglichen Schmerzen, wenn er körperlich verstümmelt ist oder in Armut leben muß, dann kann er nach Meinung der Stoiker sein Leben nicht mehr vernunftgemäß führen. »Dann gebietet es, wie die Stoiker lehrten, gewissermaßen der Logos selbst, freiwillig das Leben zu verlassen.«[5] Die Stoa räumt dem Menschen kein unbeschränktes Recht auf einen freien Tod ein. Sie läßt den Suizid nur in genau bestimmten Situationen zu – etwa dann, wenn er zur Rettung des Vaterlands oder der Freunde geboten ist, unter der Herrschaft eines Tyrannen, bei Krankheit und Schmerzen, bei Armut und Nahrungsnot. In diesen Fällen – aber eben nur in diesen – gesteht sie dem Menschen die Freiheit zu, sich selbst zu töten. Unter den genannten Voraussetzungen ist es für die Stoa weniger ein Recht als eine Pflicht des Menschen, sein Leben zu lassen. Wenn ein unheilbar Kranker nicht mehr im vernunftgemäßen Einklang mit der Natur leben kann, aber am Leben festhält, begeht er in den Augen der Stoa eine Sünde.[6] Die Stoiker stellen das Selbsttötungsrecht zwar als Menschenrecht dar, sind dabei jedoch weit davon entfernt, dem einzelnen auch die volle Freiheit zuzugestehen, den Zeitpunkt seines Todes selbst zu bestimmen. Die Stoa ist nicht, wie oft behauptet wird, ein Paradebeispiel für die philosophische Begründung eines wirklich freien Tods. Auch für die Stoiker ist das Recht des Menschen, sich selbst zu töten, auf bestimmte Situationen begrenzt, unterliegt der Suizid bestimmten Zwängen und ist mehr eine Pflicht als ein Recht. Auch in der Philosophie der Stoa ist der Freitod nicht wirklich frei.

Die Ethik der Antike bietet dem Menschen praktische Ratschläge für seine Lebensführung an.[7] Die Stoa läßt den Menschen im Angesicht des Suizids nicht allein. Sie erklärt ihm, weshalb er keine Angst vor dem Tod zu haben braucht und wann er sich ohne Zweifel das Leben nehmen kann. Stoiker unterteilen die Welt in gute, böse und unbedeutende Dinge. Da Leben und Tod an sich unwichtige Güter sind, gehen sie den Menschen nicht wirklich an. Es gibt keinen vernünftigen Grund, weshalb der einzelne sich an das Leben klammern und den Tod fürchten sollte. Ebensowenig wie ein Gut nicht dadurch gesteigert werden kann, daß es längere Zeit andauert, wird auch das Leben nicht dadurch besser, daß es länger währt.[8] Auch bei Speisen, so erklärt die Stoa, käme es schließlich nicht darauf an, wieviel man davon ißt, sondern darauf, wie intensiv sie schmecken.[9] Der Mensch soll tugendhaft, vernunftgemäß und intensiv leben, solang er dies kann. Wenn das Fest zu Ende ist, ist es besser für den Gast zu gehen.

Vor dem Tod braucht der Mensch sich nicht zu fürchten, weil er, wie Zenon erklärt, »die Chance der Verschmelzung mit dem Kosmos biete«.[10] Im Augenblick des Todes trennt sich die Seele vom Körper und zieht sich zur Kugelgestalt zusammen. Als Pneumakugel lebt sie unter dem Mond weiter, bis ihre Spannkraft nachläßt und sie sich allmählich auflöst.[11] Stoiker glauben, daß der Mensch Angst vor dem Tod hat, weil er ihn für schmerzhaft hält und ein Leben nach dem Tod sowie die Empfindungslosigkeit nach dem Ableben fürchtet. »Unsinn«, meint Epikur. Da es über den Tod hinaus kein Leben gibt, braucht sich keiner vor den Schrecken des Hades zu ängstigen. Die Philosophie der Antike bestreitet, daß der Mensch den Tod oder irgend etwas, was darauf folgen könnte, wahrnehmen kann.[12] Im Augenblick seines Todes geht die Seele des Menschen in den Kosmos ein und findet in einer Art antikem *Nirvana* die vollkommene Harmonie mit dem All.

Die stoische Weltsicht verleitet Zeitgenossen der Antike immer wieder zu euphorischen Äußerungen über die Selbsttötung. Die der Stoa nahestehenden Kyniker erklären, für das Leben müsse sich der Mensch entweder mit dem Verstand oder einem Strick ausrüsten.[13] Für Epiktet steht die Türe immer offen, durch die der Mensch das Leben verlassen kann. Zeus selbst habe sie geöffnet.[14] Seneca greift den Gedanken auf und schreibt:

> *»Der Ausgang aus dem Leben ist euch leichter gemacht als der Eingang. Jeder Augenblick, jeder Ort kann euch lehren, wie leicht es sei, der Natur den Dienst aufzukündigen und ihr Geschenk heimzuzahlen …*
>
> *Sieh dich nur um, überall kannst du dein Elend endigen. Siehst du jene steile Stelle? Dort hinab geht's in die Freiheit! Siehst du jenes Meer, jenen Fluß, jenen Brunnen? Auf ihrem Grund wohnt die Freiheit! Siehst du jenen kleinen, dürren, verkrüppelten Baum? An ihm hängt die Freiheit! Dein Hals, deine Kehle, dein Herz: lauter Wege, der Sklaverei zu entrinnen. Sind dir diese Auswege zu qualvoll, fordern sie zuviel Mut und Kraft, fragst du nach dem leichtesten Weg zur Freiheit: Jede Ader deines Körpers ist ein solcher Weg!«*[15]

Die Suizidlehre der Stoa und das Menschenbild der Antike ergänzen sich. Viele Menschen nehmen sich in der Antike das Leben, wenn ihre persönliche Integrität, Freiheit und Würde angegriffen werden oder gefährdet sind: »So war der Suizid eine nicht selten massenhaft vollzogene Handlung gegen äußere Zwänge, etwa, wenn Gefangennahme drohte oder die eigene Identität unter der Knechtung fremder Herren zu zerbrechen drohte. Die Lösung war, sich trotz allem Druck durch alle Hemmnisse des Lebens hindurch die eigene Persönlichkeit, ihre Freiheit, ihre Würde, ihre Interessen zu wahren.«[16]

Xenophon berichtet vom tragischen Ausgang der Belagerung einer Festung der Tachoer durch mehr als 10 000 griechische Söldner 401 vor Christus:

> *»Die Frauen warfen ihre Kinder in den Abgrund und stürzten sich dann selbst hinunter, ebenso die Männer. Da sah der Aineias aus Stymphalos einen Mann an sich vorbeilaufen, um sich hinabzustürzen. Er ergriff ihn an seinem schönen Gewande, um ihn zurückzuhalten. Der aber riß ihn mit sich und beide stürzten über den Felsen in den Abgrund und fanden den Tod.«*[17]

Viele vom Krieg betroffene Städte gehen während des Altertums an Massensuiziden zugrunde. Um etwa 200 vor Christus müssen die Bewohner von Abydos an den Dardanellen unter dem Ansturm der Makedonier ihre Stadt aufgeben. Der Historiker Polybios berichtet, daß die Abydener »massenhaft in ihrer Verzweiflung sich selbst, Kinder und Frauen abschlachteten, auf dem Scheiterhaufen verbrannten, erdrosselten, in Brunnen stürzten oder von den Dächern der Häuser herabstürzten«.[18] Nicht anders ergeht es dem spanischen Sagunt, als es 219 vor Christus von Hannibal erobert wird. Als Rom etwa hundert Jahre später seine Provinzen in Kleinasien und der Levante neuordnet, kommt es in Palästina zum Aufstand. Die zur Niederschlagung der Unruhen entsandte Strafexpedition provoziert in der Stadt Gamala einen der größten Massenselbstmorde der Geschichte. »An die fünftausend Männer, Frauen und Kinder erklommen den steil aufragenden Felsgipfel hinter der Stadt und stürzten sich, einander an den Händen haltend, kopfüber in die Tiefe.«[19] Weil sie ihren Eroberern den Spaß des blutigen Spiels nicht gönnen, töten sich im selben Jahrhundert unzählige germanische Kriegsgefangene, die den Römern zur Belustigung in der Gladiatorenarena vorgeführt werden sollen.[20]

## Freitode in germanischen Wäldern

Nicht nur die Völker des Mittelmeerraums gehen während des vorchristlichen Altertums freizügig mit dem Suizid um; auch bei den germanischen Stämmen Mittel- und Nordeuropas ist die Selbsttötung häufig und gilt als ehrenvolle Handlung. »Daß Alte und Kranke von eigener Hand oder (mit Einwilligung) auch von fremder Hand starben, scheint sogar allenthalben üblich gewesen zu sein«,[21] schreibt der Germanist Fritz Peter Knapp. Die Goten glauben, daß Menschen, die eines natürlichen Todes sterben, auf ewig dazu verdammt sind, in Höhlen voll giftiger Tiere herumzuhocken. Julius Cäsar, Valerius Maximus und andere antike Historiker berichten, daß sich die Kelten Galliens und Germaniens nicht selten für Wein oder Geld umbringen lassen.[22] In den Wäldern Germaniens wird einzig dem Tod in der Schlacht Respekt gezollt. Drohen Niederlage und Gefangennahme, bringen sich Kimbern, Sachsen und Teutonen lieber selbst um, als dem römischen Feind in die Hände zu fallen. Da ihnen die Tore Walhallas sonst verschlossen bleiben, folgen Knechte ihren Herren im Krieg freiwillig in den Tod.[23] Plutarch beschreibt das Ende der Schlacht von Vercellae 101 vor Christus als grausige »Selbstabschlachtung« der Kimbern:

*»Die Römer trieben die Fliehenden bis zur Wagenburg. Hier bot sich ihnen ein entsetzenerregender Anblick. Die Frauen standen in schwarzen Gewändern auf den Wagen und töteten die Flüchtigen, den Mann, den Bruder, den Vater; sie erwürgten ihre kleinen Kinder mit den Händen und entleibten sich selbst. Eine Frau soll sich an der Spitze einer Deichsel erhängt haben, und an ihren Knöcheln hingen zu beiden Seiten die Kinder an Stricken herab. Die Männer banden, weil es an Bäumen fehlte, ihren Hals an die Hörner oder die Beine der Ochsen, reizten diese mit Stacheln und wurden dann von den wild dahinstürmenden Tieren zu Tode geschleift oder zertreten.«*[24]

Der Ehrenkodex der Germanen und die Vorstellung, die sie sich vom Leben nach dem Tod machen, erklären, weshalb die Stämme des Nordens die Selbsttötung einer Gefangennahme vorziehen. Die Germanen glauben, daß der in der Schlacht Gefallene im Reich der Toten die größte Ehre genießt. Der durch die eigene Hand Getötete folgt direkt auf den toten Krieger. Beide dürfen am Bankett des Kriegsgottes Odin teilnehmen. Dieser, so glauben die germanischen Stämme, hat sich mit einem Schwert selbst umgebracht. Odin-Verehrer beenden ihr Leben deshalb vorzugsweise durch den Sturz ins eigene Schwert.[25]

Nicht nur von den Römern und Griechen besiegte Völker nehmen sich nach ihrer Niederlage das Leben. Während des Römischen Kaiserreichs bringen sich nach einem Sieg der »Barbaren« auch ganze Bataillone der römischen Armee selbst um. Das stehende Heer der Kaiser – eine Neuheit in der Geschichte des Westens – entwickelt eigene Verhaltensnormen für das Leben und Sterben seiner Soldaten. Die Heerführer wissen, wann Berufsethos und Ehre von ihnen den Selbstmord im Dienste des Römischen Reichs verlangen.[26]

Da der Mensch in den griechischen Poleis und den Städten des Römischen Reichs als ein freies Individuum gesehen wird, dessen Rechte und Würde zu den höchsten Gütern zählen,[27] finden die Ansichten der Stoa zum Freitod zahlreiche Anhänger. Selbstmordwellen wie die, die im letzten Jahrhundert vor Christus das Ende der römischen Republik begleitet, legen die Frage nahe, ob die Ideen der Stoiker nicht schon in der Antike falsch ausgelegt und verstanden werden. Die Stimmen Platos, Aristoteles' und der Pythagoreer, die den Selbstmord strikt ablehnen, finden bei den Hellenen und Römern bis weit in die Spätantike hinein sicher kaum

Gehör. Platon (427–347 v. Chr.) verurteilt den Suizid, weil er einen Eingriff des Menschen in die Rechte der Götter darstellt. Da die Menschen in der Macht der Götter stehen, ist es ihnen erst erlaubt, aus dem Leben zu scheiden, wenn die Götter es befehlen.[28] Für Platos berühmtesten Schüler, Aristoteles (384–322 v. Chr.), ist der Freitod unrecht, weil der einzelne dadurch die Pflichten verletzt, die er gegenüber der Gesellschaft hat. Der Lehrer Alexanders des Großen verurteilt den Suizid deshalb als einen Akt feiger Verantwortungslosigkeit.[29] Die Pythagoreer schließlich gehen davon aus, daß die Seele aufgrund einer Art Ursünde in den Körper eingeschlossen ist und dort sühnen muß. Wer sich selbst das Leben nimmt, entzieht sich der Buße, zu der ihn die Götter verdammt haben.[30]

Die Häufigkeit, mit der sich Menschen in der Antike das Leben nehmen, zeigt, daß Positionen, die den Selbstmord verurteilen, nicht viele Freunde haben. Die ersten verbürgten Zeugnisse für Freitode stammen aus dem Attika des 5. Jahrhunderts vor Christus.[31] In den griechischen Poleis müssen Menschen, die das Leben lassen wollen, den Staat um die Genehmigung für ihren Suizid bitten. »Wenn jemand in Athen vor der Tat beim Senat [d. i. der Rat der 600; A. d. V.] einkam, unter Darlegung der Gründe, die ihm sein Leben unerträglich machten, und wenn er auf sein Gesuch zustimmenden Bescheid bekommen hatte, dann wurde der Selbstmord als gesetzmäßige Handlung angesehen«,[32] erklärt Emile Durkheim. Der Staat hält jederzeit einen ausreichenden Vorrat an Gift bereit, mit dem er den Unglücklichen ausstattet. Auch zum Tode Verurteilten wird aus den staatlichen Giftschränken eine ausreichende Dosis zugeteilt, mit der sie sich dann selbst töten müssen. Dieses Schicksal ereilt 399 v. Chr. Sokrates: Der Philosoph wird von den Athener Obrigkeiten wegen des Vorwurfs der Gottlosigkeit zum Tode verurteilt und dazu aufgefordert, sich zu vergiften. Trotz der relativen Freizügigkeit der Griechen im Umgang mit dem Suizid verweigern sie Sokrates ein ordentliches Begräbnis. Der Akt wird zusätzlich dadurch geächtet, daß der Leiche eine Hand abgehackt und diese getrennt vergraben wird.[33]

**Kleopatra VII., die Große, * 69 v. Chr., Alexandria – † 30. August 30 v. Chr., Alexandria**

Sie liebte römische Feldherrn und ging an ihren Liebschaften zu Grunde. Als Kleopatra 48 v. Chr. von ihrem Bruder Ptolemäus XIII. vom ägyptischen Thron vertrieben wird, flüchtet sie nach Rom, bittet den »Shooting-Star der römischen Politszene«, Julius Cäsar, um Hilfe und verliebt sich in ihn. Im Alexandrinischen Krieg erobert der Feldherr Kleopatra in den Folgejahren die Herrschaft zurück. Als Cäsar 44 v. Chr. stirbt, nimmt Marc Anton seinen Platz als Geliebter ein. Sieben Jahre später heiraten die beiden. Mit ihrer Verbindung zu Antonius nimmt jedoch auch Kleopatras Schicksal seinen Lauf. Der Feldherr ist mit dem mächtigsten Mann im Rom seiner Zeit, Octavian, verfeindet und versucht sich in Ägypten eine Machtbasis für die Auseinandersetzungen mit dem späteren Kaiser Augustus zu sichern. Die Streitereien finden 31 v. Chr. in der Seeschlacht von Aktium und der Einnahme Alexandrias durch Octavian im Jahr darauf ein Ende. Kleopatra wird von den Römern gefangengenommen und versucht, sich zum ersten Mal das Leben zu nehmen. In ihrem einige Jahre zuvor errichteten Mausoleum will sich die Königin Ägyptens erdolchen. Octavian, der Kleopatra in einem Triumphzug durch Rom schleifen und anschließend hinrichten will, schleust zwei Gefolgsmänner durch ein Fenster der Grabstätte ein. Die beiden entwaffnen Kleopatra und setzen sie in dem Mausoleum gefangen. Die Königin schreibt einen letzten Brief an Octavian – sie versucht ihr Reich für ihre Kinder zu retten. Als dieser Versuch scheitert, gibt es für Kleopatra keinen Grund mehr, weiter zu leben. Sie läßt sich von ihren Dienerinnen baden, mit Lavendelöl einreiben und ihren Staatsornat anlegen. Dann vergiften sich die Königin und ihre beiden Dienerinnen. Das Gift könnte sie entweder aus einer hohlen Nadel gehabt haben, die sie zu jeder Zeit in ihrem Haar stecken hatte. Es ist jedoch auch denkbar, daß ein Bauer in einem Korb Feigen eine Viper in das Mausoleum einschleuste. Als die Römer die Leiche fanden, entdeckten sie am Arm der Königin zwei kleine Male, die durchaus von einem Schlangenbiß herrühren konnten.

Während der langen Geschichte Roms machen die Einstellungen zum Freitod einige Veränderungen und Entwicklungen durch. Da der Mensch als Teil der von den Göttern geschaffenen Stadt gesehen wird, ist der selbstbestimmte Tod in der Frühzeit Roms ein Tabu.[34] Im ersten Jahrhundert vor Christus erfaßt dann jedoch eine Selbstmordwelle die niedergehende römische Republik. Der allmähliche Zusammenbruch des Senats, der schleichende Verlust der bürgerlichen Freiheiten und der damit einhergehende Machtgewinn der ersten Cäsaren treiben zahlreiche Menschen in den Tod. Als der politische Aufstieg Julius Cäsars nach dessen Sieg bei Thapsus nicht mehr aufzuhalten ist, nimmt sich sein erbitterter Gegner Cato 46 v. Chr. das Leben. In den Bürgerkriegsjahren zwischen 49 und 42 v. Chr. bringen sich viele Politiker aus Abscheu vor den »Übeln des Staats« um. Im Rom der Kaiserzeit wird der Suizid schließlich zu einem alltäglichen Phänomen. Um sich unliebsamer politischer Gegner zu entledigen, zwingen die Cäsaren – allen voran der psychisch kranke Nero – zahlreiche Senatoren zum Selbstmord. Viele Mitglieder des obersten Staatsrats halten es für ihre Pflicht, das Leben zu lassen, wenn sie die Gunst des Kaisers verlieren. Einer kaiserlichen Anordnung der Selbsttötung wollen sie entgehen. Auch außerhalb der Politik ist der Suizid bis weit in die Spätantike hinein eine »Modeerscheinung«. In den oberen Schichten der Gesellschaft gehört der Selbstmord zum guten Ton.[35]

Dem antiken Menschen steht eine Vielfalt von Mitteln zur Verfügung, wenn er sich das Leben nehmen will. In der Frühzeit Roms unterziehen sich Menschen, die eines Kapitalverbrechens verdächtigt werden, einem Gottesurteil, das meistens mit dem Tod endet. Die Gemeinschaft entledigt sich durch das Ordal ihrer Verantwortung, den Betreffenden selbst zu bestrafen. In der oft tödlichen Gefahr, der sich der Beschuldigte freiwillig aussetzt, äußert sich für die Antike die Stimme der Götter. Diese bestrafen den Verbrecher – nicht die Gemeinschaft. Selbstverständlich gibt es für den Beschuldigten nur selten die Chance, das Gottesurteil zu überleben: So werden Ehebrecherinnen in eine Grabstätte eingemauert und dem Hungertod ausgesetzt; Vatermörder werden in Ledersäcke eingenäht und ins Meer oder einen Fluß geworfen.[36]

Eine ganz andere Form des Selbstmords sind freiwillige Gladiatorenspiele, an denen junge Männer nur deshalb teilnehmen, um mit ihrem Leben zu spielen. Um sich kurzzeitigen Ruhm zu erwerben oder Rivalitäten zwischen einzelnen Familien auszutragen, melden sich Söhne aus den vornehmsten Häusern Roms freiwillig zu mörderischen »panem et circenses«-Spektakeln. Auch Senatoren nützen die Arena, um vor den Augen der Öffentlichkeit ihr Leben zu lassen. Ihre Selbstmorde finden vor dem Einzug der Gladiatoren in die Arena statt.[37]

Die angesehenste Form des Freitods ist der Schnitt in die Venen. Um die Schmerzen zu lindern und die »Operation« zu erleichtern, läßt sich der Sterbewillige dazu in ein Dampfbad bringen. Da dem Wasser in Rom – wie in vielen anderen Kulturen – heilige und reinigende Kräfte zugesprochen werden und sich die unreine Spur des Bluts in ihm auflöst, ist der Selbstmord im Bad in den Augen der Römer auch ein im mystischen Sinne reiner Suizid. Manchmal hilft ein Arzt beim Schnitt in die Schlagadern. Kaiser Nero schickt seine Ärzte zu politischen Gegnern, die der kaiserlichen Suizidanordnung nicht nachkommen wollen. Die Hofärzte sind angewiesen, ihre »Gastgeber« auch gegen deren Willen zu »kurieren«. Mit dem lateinischen Wort »curare« bezeichnen die Römer sowohl heilsame, medizinische Therapien als auch den tödlichen Schnitt in die Venen.

Der Großteil derer, die sich mit einem Schwert oder Messer, mit einer Rasierklinge, einem Dolch oder Skalpell das Leben nehmen, bringt sich die tödliche Verletzung jedoch ohne die Hilfe eines Arztes bei. Wichtig ist, daß der Sterbende in den letzten Stunden seine Freunde bei sich hat. Wenn sich ein Mitglied des Senats das Leben nimmt, erwartet die Gesellschaft ein letztes Fest von ihm. Nach dem Venenschnitt setzt der Sterbende seinen letzten Willen auf und diskutiert mit Freunden über die (Un-)Sterblichkeit der Seele. Petronius, wie Seneca ein Opfer von Neros geisteskranker Freude am Selbstmord anderer, läßt sich die Schlagadern mehrmals hintereinander aufschneiden und wieder verschließen. Während dieser »Behandlung« schreibt er Spottverse auf den Kaiser, unterhält sich mit seinen Freunden und singt obszöne Lieder mit ihnen.[38]

Während der Tod durch einen Schnitt in die Pulsadern besonders im Selbstmordritual der römischen Oberschichten und als politische Form des Suizids von Bedeutung ist, handelt es sich beim freiwilligen Hungertod um eine eher philosophische Art der Selbsttötung. Der »Hungerstreik« ist im Altertum – wie auch heute noch – ein verbreitetes Mittel, mit dem sowohl politische als auch persönliche Botschaften einem breiteren Publikum übermittelt werden. Nicht selten hungern sich im Griechenland und Rom der Antike Philosophen und politische Amtsträger, Greise, enttäuschte Liebende und Frauen zu Tode, die ihren Liebhaber, ihren Ehemann oder Sohn verloren haben. Als sich Seleukos, Sohn des Seleukidenkönigs Antiochos, in Stratonike – eine der Frauen seines Vaters – verliebt, weigert er sich zu essen. Der Hofarzt des Königs, Erasistratos, stellt »Liebeskummer« als Ursache der Nahrungsverweigerung fest und rät Antiochos, auf Stratonike zu verzichten und sie seinem Sohn zu überlassen.[39]

Vor dem Freitod durch Gift hat die antike Gesellschaft weniger Respekt als vor dem Venenschnitt oder dem freiwilligen Hungertod. Die Athener verachten den Schierlingsbecher, weil der Staat ihn auch zum Tode verurteilten Verbrechern verabreicht. In Rom wird der Freitod eines Sklaven in aller Regel mit Gift in Verbindung gebracht. Wer sich selbst vergiftet, stirbt meist zurückgezogen und alleine. Auch die Furcht vor dem einsamen Tod hält den antiken Menschen von der Selbstvergiftung ab. Gift ist eine unsichere Methode. Wer sich damit das Leben nehmen will, kann nie wissen, ob die Dosis Schierling oder Opium zum Tod reicht. Die Antike jedoch will Todesarten, die mit Gewißheit zum »Erfolg« führen. Trotz der allgemeinen Ächtung und der risikoreichen Natur der Selbstvergiftung ist sie in der gesamten Antike weit verbreitet. Schierling ist im Mittelmeerraum leicht erhältlich: Die Bürger Athens pflücken die Pflanze an den Hängen der die Stadt umgebenden Berge. In der Metropole des Römischen Reichs verschreiben Ärzte Sterbewilligen Opium. Gifte unterschiedlichster Art werden in der Regel in Wein aufgelöst, Speisen beigemischt oder inhaliert; Griechen und Römer kennen jedoch auch die Injektion der todbringenden Substanzen in die Blutbahn.[40]

Eine Todesart lehnt das Altertum mit schärfster Verachtung ab: den Tod durch Erhängen. Der Tod durch den Strick gilt als unrein. Er wird gefürchtet und gilt als moralisch abstoßend. Ein ordentliches Begräbnis wird dem Leichnam eines Erhängten genauso verweigert wie toten Gladiatoren und verstorbenen Schauspielern. Der Baum, an dem der Selbstmörder hing, wird verdammt. Kleine Masken (»oscilla«), die an seinen Zweigen aufgehängt werden, sollen das Böse bannen und den Ort des Verbrechens reinigen. Die Verdammung des Erhängens läßt sich mit einer archaischen Glaubensvorstellung erklären, die einen unmittelbaren Kontakt des Sterbenden mit der Erde fordert. Ist diese Verbindung unterbrochen, kann die »Erdmutter« den Toten nicht in sich aufnehmen; die Seele kann sich nicht von der irdischen, materiellen Welt lösen. Strick und Baum verhindern diese Beziehung beim Tod durch Erhängen.[41]

Die Verachtung des Tods durch den Strick ist ein weiterer Beleg dafür, daß der Suizid trotz seiner allgemeinen Anerkennung und weiten Verbreitung in der Antike nicht frei von Zwängen und Tabus ist. Die Gesellschaft setzt dem Selbstmörder trotz der ansonsten freizügigen Atmosphäre auch im Altertum gewisse Grenzen. Durch die Ächtung bestimmter Todesarten und willkürlich aufgestellte Tabus wird der Mensch in seiner Entscheidung mehr oder weniger subtil beeinflußt. Das Verbot der Selbsttötung für Sklaven durch die Gesetze des antiken Roms ist dagegen ein direkter und unumstößlicher Eingriff in die menschliche Freiheit. Die Selbsttötung von Sklaven kommt in der Antike so häufig vor, daß sie die Aufmerksamkeit der Justiz auf sich zieht. Im römischen Recht ist der Selbstmord eines Sklaven gleichbedeutend mit einem finanziellen Verlust für seinen Herrn.

Sklaven, die einen Suizidversuch überlebt haben, werden auf dem Marktplatz als eine »Ware« angesehen, der ein entscheidender Makel anhaftet. Der Verkäufer muß dem Käufer den Selbstmordversuch des Sklaven beim Verkauf anzeigen; tut er dies nicht, hat der Käufer sechs Monate lang das Recht, den Sklaven zurückzugeben.[42]

Die Völkerwanderung und die allmähliche Ausbreitung des Christentums führen in der Spätantike zu einem allmählichen Wandel der liberalen Einstellungen zum Selbstmord. Seit Beginn des dritten nachchristlichen Jahrhunderts erschüttern wirtschaftliche und demographische Krisen das Römische Imperium. Der Staat kann seine Grenzen gegen die aus dem Osten anrückenden »barbarischen« Stämme nicht mehr halten. Um das Reich, die klassische Zivilisation und die antike Gesellschaft zu erhalten, verwandeln die Kaiser Diokletian und Konstantin das Römische Reich in ein autoritäres Staatswesen, in dem der einzelne jedes Recht auf seine eigene Person verliert – das des freien Tods eingeschlossen. »Der Druck der sozioökonomischen und politischen Situation wirkt sich auf die Moral aus und macht den Selbstmord zu einem Verbrechen gegen Gott, gegen die Natur und gegen die Gesellschaft«,[43] kommentiert der große Historiker des Freitods Georges Minois. Immer mehr Menschen wenden sich in dieser auf der ganzen Linie als bedrohlich empfundenen Situation von der Philosophie der Stoa ab und dem Neuplatonismus und östlichen Mysterienkulten wie dem Orphismus zu. Beide Glaubensrichtungen lehnen den Freitod als frevel- und sündhaft ab. Auch der spätantike Staat verschärft die Kontrolle über den Suizid. Wer die Witwe eines Selbstmörders heiratet, wird per Gesetz mit Ehrlosigkeit bestraft. Mit der allmählichen Einführung der Beschlagnahme der Besitztümer des Suizidanten durch den Staat wird der Boden für die Rechtsbräuche des Mittelalters bereitet.[44]

Zahlreiche frühchristliche Sekten tun ein Übriges, um in den Behörden des römischen Reichs Abscheu und Ablehnung gegen den Selbstmord zu befördern. Für viele Anhänger ist der Tod Jesu und das Martyrium seiner Nachfolger und Apostel Paulus, Johannes, Jakobus und Petrus eine Art Freitod gewesen. Um dem Stifter ihrer Religion nachzufolgen, suchen zahlreiche Urchristen das Martyrium. Der Kirchenvater Tertullian erklärt den religiösen Opfertod 207 geradezu zu einer Pflicht und verkündet: »Ist Gott etwa nach dem Blute des Menschen begierig? Ich möchte es wagen, ja zu sagen, für den Fall, daß auch der Mensch das Reich Gottes ... die Sicherheit seines Heils, die zweite Wiedergeburt begehrt.«[45] Unzählige Christen nehmen Tertullian ernst. Bei der geringsten Strafe durch die römischen Provinzverwaltungen lassen sie ihr Leben. In Trance, singend und betend, folgen sie dem Leitspruch ihres Lehrers: »Wir, die wir uns so gern töten lassen.«

In Nordafrika bereiten frühchristliche Sekten den weltlichen Obrigkeiten Probleme besonderer Art. Donatisten, Circumcellionen und die »Verächter des Todes«, die Agonisten, fürchten sich aufgrund ihrer Verherrlichung des Märtyrertods nicht vor weltlichen Strafen, ja fordern sie geradezu heraus. Voller Todesverachtung ziehen sie durch die Provinzen am Südrand des Mittelmeers, plündern, rauben Dörfer aus und brennen sie nieder oder schänden die Tempel anderer Religionen. Gezielt provozieren die Sektenjünger die weltliche Obrigkeit. Ihr Ziel ist es, zum Tode verurteilt zu werden, um den ersehnten Märtyrertod sterben zu können. Wenn auch die schärfsten Angriffe auf die gesellschaftliche Ruhe und Sicherheit sie auf diesem Weg nicht weiterbringen, stürzen sie sich massenhaft von Klippen, steilen Felsen oder in tiefe Schluchten.[46]

Der Mensch der Antike geht mit dem Suizid verhältnismäßig freizügig um. Dennoch ist der Freitod im Römischen Reich und den griechischen Poleis nicht vollkommen frei. Die sowohl in Rom wie in Athen beliebte Lehre der Stoa begründet zwar, daß der Mensch sich das Leben nehmen darf, sie stellt es dem einzelnen allerdings nicht vollkommen frei, sich zu töten. Unter bestimmten Bedingungen ist die Selbsttötung für die »Apostel des Freitods« vielmehr eine Pflicht als ein Recht.

## 2. Der Freitod hat zwei Gesichter – Die Ächtung des Suizids im europäischen Mittelalter

Als der junge Bischof von Hippo Regius (dem heutigen Annaba in Nordalgerien), Augustinus, Ende des 4. Jahrhunderts seine Diözese bereist, ist er schockiert von den Untaten und Verwüstungen der frühchristlichen »Selbstmordsekten«. Zwischen 413 und 427 legt der Kirchenvater in seinem Hauptwerk *Vom Gottesstaat, De Civitate Dei*, nicht nur die moralischen Grundlagen der mittelalterlichen Kirche. In seiner christlichen Gesellschaftslehre verurteilt er auch den Freitod als unverzeihlichen Mord. Augustinus' Ansichten zum Selbstmord sind Ausgangspunkt und Grundlage der grundsätzlichen Verdammung des Freitods während des europäischen Mittelalters.[1]

Der junge Bischof ist vom Enthusiasmus der frühchristlichen Sekten für den Selbstmord derart angewidert, daß er all seine rhetorische Kunst für eine Begründung aufbietet, weshalb Christen niemals das Recht haben, sich selbst zu töten. Augustinus deutet zunächst das sechste Gebot um: Weil es in der Bibel heißt »Du sollst nicht töten« und nicht »Du sollst nicht *Deinen Nächsten* töten«, verurteilt die Heilige Schrift jede Tötung eines Menschen als Mord. Auch der Selbstmörder macht sich dieser Sünde schuldig.[2]

Der Suizid ist in den Augen Augustinus' jedoch nicht nur ein Verstoß gegen das sechste Gebot, er ist auch eine Sünde, die sich direkt gegen Gott richtet. Der einzelne gehört dem von Gott eingerichteten Staat. Jeder Versuch, sich den Verpflichtungen gegenüber der weltlichen Ordnung zu entziehen, ist gleichbedeutend mit einer Verletzung der christlichen Pflichten gegenüber Gott.[3]

Um der Verliebtheit der Donatisten, Circumcellionen und Agonisten in den Märtyrertod entgegenzutreten, deutet Augustinus den Tod und das Leben Christi um. Da Jesus der teuflischen Versuchung, sich vom Berg zu stürzen, widerstanden habe, ist ein Christ, der sich durch den Sturz in die Tiefe das

Leben nimmt, kein Märtyrer, sondern vom Teufel besessen. Zuerst erkennt Augustinus den frühchristlichen Selbstmordkulten den Märtyrerstatus ab, dann erklärt er deren Jünger für wahnsinnig und vom Teufel besessen.[4] Nach seinem Tod erwarte den Selbstmörder die ewige Verdammnis. In dieser Welt, fordert Augustinus, sollen Selbstmörder noch schwerer bestraft werden als Mörder.[5]

Indem er ihnen die Aussicht auf ein besseres Leben nach dem Tod nimmt, versperrt der Kirchenvater leidenden Menschen selbst den letzten Ausweg aus ihrem Elend. Wenn es für den Selbstmörder keine Hoffnung auf ein besseres Leben nach dem Tod gibt – wenn es nach dem Freitod sogar noch schlimmer kommt als zu Lebzeiten –, dann bleibt dem Menschen nichts anderes, als sein elendes Erdendasein zu ertragen.

Die Konzilien des 5. Jahrhunderts nehmen Augustinus' Position auf und setzen sie in kirchliches, kanonisches Recht um. Zunächst wird nur die Totenmesse für den Selbstmörder, dann das Psalmsingen und schließlich jede Gedächtnismesse sowie das Begräbnis in geweihter Erde verboten. Das Konzil von Arles erklärt 452, daß Selbstmörder *diabolico repletus furore*, d.h. vom Teufel besessen seien. Das Konzil von Braga (563) verbietet hundert Jahre später ausdrücklich das kirchliche Begräbnis und die Fürbitte für den Toten während des Gottesdienstes. Die 693 in Toledo versammelten Bischöfe grenzen Menschen, die einen Suizidversuch überlebt haben, schließlich für zwei Monate aus der Gemeinschaft der Gläubigen aus und verweigern ihnen die Kommunion. Das Konzil von Nîmes (1248) verschließt die Tore des Friedhofs im 13. Jahrhundert auch für Geisteskranke und Wahnsinnige, die sich das Leben genommen haben. Das kirchliche Strafarsenal entzieht Selbstmördern den Beistand, den ihnen die christliche Solidargemeinschaft anbieten könnte, wenn sie ihrem Gott und Richter gegenübertreten.[6]

Die weltliche Gesetzgebung übernimmt die Einstellung des Kirchenrechts zum Selbstmord. Im 8. Jahrhundert fließen die kanonischen Strafmaßnahmen ins weltliche Recht des Frankenreichs ein. Der englische König Edgar macht in seinen Gesetzbüchern zwei Jahrhunderte später keinen Unterschied zwischen Selbstmördern, Dieben und Mördern.[7] Die erste große Aufzeichnung der Rechtsbräuche und des Gewohnheitsrechts im deutschen Sprachraum, der Sachsenspiegel (entstanden zwischen 1220 und 1230), hält schließlich fest, daß Menschen, die sich selbst getötet haben, nicht in geweihter Erde bestattet werden dürfen.[8]

Nur selten zeigen rechtswissenschaftliche Werke während des Mittelalters Verständnis für den Selbstmord. Phelipe de Beaumanoir und Jean Boutillier lassen im 13. und 14. Jahrhundert Sinnesverwirrung und Verzweiflung infolge unerträglicher körperlicher oder seelischer Schmerzen als Entschuldigungsgründe gelten. Über das Begräbnis auf dem Friedhof sollen nach Meinung der französischen Rechtsgelehrten der Lehnsherr und die Kirche entscheiden. Nur für einen zum Tode verurteilten Verbrecher, der sich durch den Suizid seiner Strafe entziehen will, kennen die beiden Juristen kein Pardon.[9]

Stimmen wie die de Beaumanoirs und Boutilliers sind im europäischen Mittelalter eine Ausnahme.

Tonangebend ist das Selbstmordverbot Augustinus'. Thomas von Aquin (1225 in der Nähe von Neapel geboren, 1274 in Paris verstorben) greift die Ideen des Kirchenvaters im späten 13. Jahrhundert auf und verschärft die kirchliche Ächtung des Suizids noch.[10] Für Thomas von Aquin ist der Selbstmord eine Sünde gegen die Natur, gegen die menschliche Gemeinschaft und gegen Gott: Er ist eine Todsünde.[11] In seiner theologischen Sittenlehre *Summa Theologiae* (1266–1274) erklärt der Gelehrte der Pariser Universität, daß der Freitod nicht erlaubt, da naturwidrig ist: Von Natur aus liebt jedes Lebewesen sich selbst und strebt danach, sein Leben zu erhalten – außer dem Selbstmörder, der sich deshalb versündigt. Beeinflußt von Augustinus und der im Hochmittelalter immer intensiveren Rezeption der Ideen Aristoteles' sieht Thomas von Aquin den Suizid als Verbrechen gegen Gott und gegen die menschliche Gesellschaft. »Jeder beliebige Teil, so argumentiert er, gehört mit dem, was er ist, dem Ganzen. Auf den Menschen und seine Lebensformen übertragen heißt das: Der Mensch ist ein Teil der Gemeinschaft, und folglich gehört das, was er ist, der Gemeinschaft. Mithin begeht derjenige, der sich umbringt, gegenüber der Gemeinschaft ein Unrecht.«[12] Da der Mensch sein Leben als Geschenk von Gott empfängt und nur dieser über Leben und Tod entscheiden darf, versündigt sich der Selbstmörder gegen Gott.[13]

Für viele Menschen des Mittelalters sind die philosophischen Gedanken Augustinus' und Thomas von Aquins zu abstrakt und kompliziert. Im ausgehenden Mittelalter entwirft Dante Alighieri im *Inferno* ein Bild der Hölle, das auch Handwerker und Bauern verstehen können. Für den florentinischen Dichter setzt sich die Unterwelt aus neun Kreisen zusammen: »Die letzten drei Kreise bilden die innere Hölle; im siebten Kreis finden die Gewalttäter, Mörder ... und Selbstmörder ihre Strafe; im achten Kreis sühnen Betrüger, Kuppler, Schmeichler, Wucherer, Verführer. Im neunten Kreis sind die Verräter in einem eisigen See bis zum Hals eingefroren; ihre Zähne klappern wie Storchenschnäbel«.[14] Sünder werden in der Hölle mit dem gestraft, womit sie gesündigt haben: Geizhälsen wird flüssiges Gold eingeflößt, Schlemmer müssen ekelerregende Tiere verzehren. Selbstmörder werden in Bäume verwandelt, denen gierige Monster mit Frauenköpfen und Vogelkörpern die Blätter ausreißen. In dem endlosen Schmerz, den die Bäume dadurch erfahren, spiegelt sich die Gewalt, die sich die Seele des Selbstmörders selbst angetan hat, als sie sich durch den frevelhaften Akt gewaltsam aus dem menschlichen Körper herausriß.[15]

Die moralische Ächtung des Suizids durch die Kirche beraubt den Menschen im Zusammenwirken mit den weltlichen und kanonischen Strafgesetzen der Verfügungsgewalt über seinen eigenen Tod.[16] Da es den Ausweg in einen selbstbestimmten Tod nicht gibt, können sich die geistlichen und weltlichen Obrigkeiten den Menschen ganz und gar untertan machen. Das Suizidverbot ist für die Herrscher in Kirche und Staat eine wirtschaftliche, machtpolitische und theologische Notwendigkeit. Da die Kirche die Gläubigen lehrt, daß sie ihr Leben nur wie ein Jammertal durchwandern, um nach dem Tod ins gelobte Land zu gelangen, muß sie dafür Sorge tragen, daß der Mensch den Wartezustand in dieser Welt nicht durch einen selbstbestimmten Tod vorzeitig abbricht. Täte die Kirche dies nicht, hätte sie niemanden mehr, über den sie ihre Macht ausüben kann. Das Verbot der Selbsttötung ist in der mittelalterlichen Gesellschaft Grundlage für die spirituelle Macht des Klerus. Das Selbstmordverbot geht »mit der Einschränkung der menschlichen Freiheit einher: der Mensch verliert das wesentliche Recht, über die eigene Person zu bestimmen, zugunsten der Kirche, die sein ganzes Dasein lenkt und ihre Kraft aus der Zahl der Gläubigen schöpft«,[17] schreibt Georges Minois. Die Tatsache, daß sie den Selbstmord aus Verzweiflung für die sträflichste Form des Freitods hält, zeigt, daß die mittelalterliche Kirche um diesen Zusammenhang weiß. Nicht von ungefähr fällt das Verbot des Suizids zeitlich mit der Einführung der individuellen Beichte der Sünden zusammen. »Wer *desperatio* [Verzweiflung; A. d. V.] an den Tag legt, tötet sich, weil er glaubt, daß seine Sünden unverzeihlich sind. Er sündigt sowohl gegen Gott – an dessen Erbarmen er zweifelt ... als auch gegen die Kirche, an deren Mittlerkraft er zweifelt.«[18]

Kirche und adeligen Machthabern muß im Mittelalter auch aus wirtschaftlichen Erwägungen an einem Verbot des Selbstmords gelegen sein. In einer Zeit, in der die Natur dem Menschen noch bei weitem überlegen, der Ertrag eines Korns Saatgut gering, weite Landstreifen unbesiedelt und ein Großteil des Waldes noch nicht gerodet ist, kann sich die Gesellschaft nur ernähren, wenn sie mit aller Kraft gegen die Gewalt der Natur ankämpft. Wenn sie Hungersnöte vermeiden und ihren eigenen Wohlstand mehren wollen, brauchen mittelalterliche Grundherrn die Arbeitskraft jedes ihrer Untertanen. Dieser Zwang besteht auch für den Klerus, der in vielen Ländern Europas zu den größten Landbesitzern gehört. In der feudalen Sozialordnung des Mittelalters sind die meisten Menschen Leibeigene eines kirchlichen oder weltlichen Herrn und werden von diesem als Wirtschaftsfaktor ausgenutzt. Das Leben breiter Teile der Gesellschaft wird von Hunger und Krankheit, Armut und frühem Tod geprägt. Wenn Kirche und weltliche Obrigkeiten verhindern wollen, daß ihre Untertanen dem Elend durch Freitod ein Ende setzen, wenn sie durch Bevölkerungsschwund ausgelöste soziale und wirtschaftliche Krisen verhindern wollen, dann müssen sie einen Weg finden, um den einzelnen vom Suizid abzuhalten.

Die theologische Verurteilung des Selbstmords, das kanonische und zivile Strafarsenal sowie die Androhung der ewigen Verdammnis sind Mittel, die die Obrigkeiten des europäischen Mittelalters einsetzen, um die Macht über ihre Untertanen zu erhalten. Ächtung und Verbot halten den Menschen jedoch nicht immer davon ab, sich das Leben zu nehmen. Die lautstarke Verdammung des Suizids ebenso wie die unzähligen Strafgesetze können, wie Georges Minois bemerkt, auch die Antwort von Kirche und Staat darauf sein, daß zahlreiche Menschen trotz aller Tabus ihr Leben lassen.[19]

Die Quellen berichten nur hier und da von einem Suizid. Verläßliche Zahlen über den Selbstmord im Mittelalter werden nie zu erhalten sein. »Die Motive für den Selbstmord sind vielfältig: Elend, Krankheit, körperliche Leiden, Angst vor Strafe, Ehre, Demütigung, Liebe, Eifersucht.«[20] Auch politische und

Selbstmorde infolge eines gesellschaftlichen Abstiegs gibt es im Mittelalter: 1249, Pier della Vigna, aus bürgerlicher Herkunft in die obersten Staatsämter Kaiser Friedrichs II. aufgestiegen, fällt aus bis heute unbekannten Gründen bei dem Staufer in Ungnade. Della Vigna wird aus der Kanzlei entfernt, geblendet und in den Kerker von Kastell San Miniato geworfen. Aus Verzweiflung schlägt sich der ehemalige Protonatarius und Logotheta des Reichs an der Kerkermauer den Schädel ein.[21] Rund hundert Jahre später wird Jacques Fransures, ein einfacher Bauer, aufgrund seiner Kritik an den sozialen und politischen Verhältnissen im Frankreich seiner Zeit eingekerkert. Er erwürgt sich mit dem Strick, mit dem ihn die Gerichtsschergen gefesselt haben. Adam Le Yep, ein freier Pächter in der Grafschaft Worcester, wird 1293 wegen seiner Armut in den Stand eines Hörigen versetzt. Da er die Demütigung nicht verkraften kann, ertränkt sich Le Yep im Severn.[22]

Insgesamt bringen sich während des Mittelalters dreimal mehr Männer um als Frauen. Die meisten von ihnen erhängen oder ertränken sich, greifen zum Messer oder stürzen sich von Brücken oder in Schluchten. Die meisten Menschen nehmen sich im März und April sowie im Juli das Leben. In diesen Monaten wirken sich die Entbehrungen der Fastenzeit und die harten Anstrengungen der Feldarbeit am stärksten auf die bäuerliche Gesellschaft aus – menschlicher Organismus und psychische Widerstandskräfte sind geschwächt. Im Wochenverlauf kommt es montags und freitags zu besonders vielen Selbsttötungen. An Montagen könnte die Abneigung vor einer neuen Arbeitswoche im Dienste weltlicher und geistlicher Herrn Menschen in den selbstbestimmten Tod treiben; am Freitag könnte es die Atmosphäre von Reue und Buße sein, die den Sterbewilligen dazu motiviert, seinem Leben ein Ende zu setzen. Der Suizid häuft sich nicht nur zu bestimmten Jahreszeiten und Wochentagen; zwei Drittel der Selbsttötungen finden zwischen Mitternacht und Morgengrauen statt. Der mittelalterliche Mensch läßt sein Leben in den einsamsten Stunden des Tages.[23]

Der Suizid kommt unter Bauern ebenso vor wie in der Handwerkerschaft der Städte, in den adeligen Oberschichten genauso wie im Klerus. Obwohl der Selbstmord also ein Phänomen ist, das es in allen Schichten der Gesellschaft gibt, hat er im Mittelalter zwei Gesichter. Der Suizid eines Mönchs oder Ritters wird nämlich mit einem anderen Maßstab beurteilt als der eines einfachen Mannes. Die Selbsttötung eines Handwerkers oder Bauern wird als feiger und gottloser Akt verurteilt, der freiwillige Tod eines Ritters gilt hingegen als mutige, seiner Ehre und seinem Stand angemessene Tat. Der Freitod eines Klerikers wird als Festhalten am Glauben bis zum Tod bewertet. Töten sich ein Priester, ein Bischof oder ein Mönch selbst, dann sind sie in den Augen der Kirche keine Selbstmörder, sondern Märtyrer.[24] Mitglieder der gesellschaftlichen Eliten verfügen über andere Mittel als den Strick oder den Sprung ins eisige Wasser, um sich das Leben zu nehmen. »Das Turnier, die Jagd, der Krieg, der Kreuzzug sind Gelegenheiten, sich töten zu lassen oder selbstmörderische Neigungen zu sublimieren«,[25] erklärt Georges Minois. Durch diese »Ersatzhandlungen« können Adelige ihre selbstzerstörerischen Energien nach außen tragen. Nicht selten provozieren sie auf diese Art – unbewußt oder mit Vorsatz – den eigenen Tod.[26]

Die höfische Kultur des Mittelalters verherrlicht den Tod im Krieg in einer Weise, die von einer außerordentlichen Freude des Ritters am eigenen Tod zeugt. Bertran de Born ergötzt sich im späten 12. Jahrhundert am blutigen Gemetzel einer fiktiven Schlacht. »Sehr gefällt es mir, wenn zur Osterzeit Blätter und Blumen sprießen. Und gerne lausche ich dem Zwitschern der Vögel im Gehölz«, beginnt der französische Minnesänger, Haudegen und Intrigant. Ganz harmlos gesteht der Dichter im folgenden die Freude, die er beim Anblick von Zelten und Wimpeln empfindet. Es macht ihm, Spaß, dabei zuzusehen, wie Ritter Volk und Vieh des besiegten Gegners vor sich hertreiben, wie Burgen belagert werden, wie Palisaden splittern und Schilde in Stücke gehauen werden.

> *»Und wenn man erst in den Einzelkampf eingetreten ist! Jeder Mann von Stand denkt nur noch daran, Schädel zu zerschmettern und Arme abzuhacken; denn besser tot als besiegt. Offen gesagt: Was sind schon die Freuden der Tafel und die Wonnen des Bettes im Vergleich zum Lärm des Schlachtfeldes?! Ich jubele, wenn … beiderseits der Gräben Große und Kleine ins Gras fallen, wenn ich schließlich die Toten sehe, zwischen den Rippen zersplitterte, noch wimpelgeschmückte Lanzen!«*[27]

Die Ritterschaft genauso wie das einfache Fußvolk haben gute Gründe, den eigenen Tod der Gefangennahme vorzuziehen: Am Abend nach einer Schlacht wird die Masse der einfachen Krieger vom Sieger niedergemetzelt; nur wer sich freikaufen kann, kommt mit dem Leben davon.[28] Ritter, die das geforderte Lösegeld nicht aufbringen können, landen in den Kerkern feindlicher Burgen. Der Sieger nimmt ihnen Streitroß, Rüstung und Waffen ab. Kommt der Ritter schließlich frei, kann er der Verpflichtung zum Kampf für seinen Herrn nicht mehr nachkommen und steigt gewöhnlich in der Hierarchie der feudalen Gesellschaftsordnung ab.[29] Viele ziehen angesichts einer drohenden Niederlage den quasi indirekten Selbstmord durch Feindeshand dem Verlust ihres sozialen Standes und ihrer Ehre vor.

Die Kreuzzugsbewegung des 12. und 13. Jahrhunderts ermöglicht es dem adeligen Ritterstand ebenso wie dem einfachen Mann, selbstzerstörerische Triebe in einem »heiligen Krieg« gegen sogenannte Heiden zu entladen. Abenteuergeist, mangelnde soziale Aufstiegschancen für die ritterliche Jugend und religiöser Eifer veranlassen viele, den eigenen Tod zu wählen. »Die gegen die Heiden gerichteten Rache-Züge waren meist reine Selbstmord-Expeditionen, die für die meisten mit dem Tod endeten, noch ehe die Schiffe das gelobte Land erreichten«,[30] erläutert Michael Haller. Im Kreuzzug kann der mittelalterliche Mann – ironischerweise – den eigenen Tod finden, ohne dabei der ewigen Verdammnis anheimzufallen, die die Kirche Selbstmördern sonst androht. Die Synode von Clermont verspricht Teilnehmern des ersten Kreuzzugs 1095 zwar nur den Erlaß der kirchlichen Bußstrafen; bald ist jedoch davon die Rede, daß dem Kreuzfahrer alle Sünden vergeben werden. Bischof Ivo von Chartres erklärt den Tod im Sarazenenkampf zum direkten Weg ins Himmelreich. In einer zu Beginn des 12. Jahrhunderts entstandenen Erzählung, die die Maurenzüge Karls des Großen verherrlicht und mit den Kreuzzügen vergleicht, fordert Bischof Turpin von Reims die christlichen Kämpen auf:

> *»Bekennt eure Schuld, bittet Gott um Erbarmen! Ich will euch (von euren Sünden) freisprechen, auf daß eure Seelen gerettet werden. Wenn ihr fallt, seid ihr heilige Märtyrer; eure Plätze werdet ihr im höchsten Paradies haben.«*[31]

Als Buße für die Vergebung ihrer Sünden trägt der Bischof den Rittern auf, mit den Schwertern dreinzuschlagen und möglichst viele »Heiden« zu töten.

Viele Kreuzfahrer, namentlich jene aus den unteren Schichten der Gesellschaft, können es nicht erwarten, den Krieg gegen die »Mörder« Christi zu beginnen. Bereits während des ersten Kreuzzugs fangen sie zu morden an, noch bevor sie das Reichsgebiet verlassen: in den Städten des Rheinlands – in Köln, Speyer, Worms, Mainz und Trier zum Beispiel –, in denen es große jüdische Gemeinden gibt. »Als sie sich Trier näherten, packte die dort ansässigen Juden ein solches Entsetzen, ›daß einige ihre Kinder und sich mit Messern erstachen. Frauen und Mädchen beschwerten sich mit Steinen und stürzten sich in die Mosel, um nicht von den heiligen Mördern zur Taufe gezwungen oder geschändet zu werden.‹«[32] Pogrome führen während des Mittelalters wiederholt zu Massensuiziden der verfolgten Juden. In der Zeit der Kreuzzüge und den Pestjahren des Spätmittelalters, als den »jüdischen Brunnenvergiftern« die Schuld für die Seuche zugeschoben wird, verlieren die jüdischen Gemeinden besonders viele ihrer Mitglieder durch den Freitod.

**Endura – Freitod bei den Katharern**

Die Katharer (griechisch: »Die Reinen«) sind eine Religionsgemeinschaft, deren Glaube von ihnen den freiwilligen Tod verlangt. Im Weltbild der christlichen Sekte, die sich im 10. Jahrhundert von Bulgarien aus in Italien und Frankreich verbreitet, steht einem guten Gott ein furchtbarer und böser Teufel gegenüber. Beide kämpfen um die Seelen der Menschen, die die Katharer für gefallene Engel halten. Die Sektenmitglieder glauben an die Askese als Weg zur Überwindung der Sünde und an das Martyrium.

Wenn sie sich aller irdischen Begierden entledigt und ihre Sünden verbüßt haben, gebietet ihr Glaube den Katharern, sich selbst zu töten. Der vollkommene Katharer, der *parfait*, fastet sich zu Tode. Der freiwillige Tod durch den *endura* genannten Hungerstreik beugt einer Versuchung durch das Böse vor: Ein toter Katharer kann den Mächten des Teufels nicht mehr erliegen.[33] Auch Kranken und Kindern verweigern die Regeln der *endura* die Nahrung. »So wurde die Seele gerettet und verhindert, daß ein Wiedergenesender, der die strengen asketischen Vorschriften für

›Vollendete‹ nicht einhalten mochte, sich durch Abfall sein Heil verscherzte.«[34] Der qualvolle, selbstauferlegte Hungertod dauert oft zwei bis drei Monate.

Weil sie die Hierarchie der katholischen Kirche, die Sakramente und die Ehe ablehnen, werden die Katharer im 13. und 14. Jahrhundert in den im Süden Frankreichs gegen sie geführten Albigenserkriegen verfolgt und vernichtet. In Südfrankreich wird die Sekte nach einer ihrer Hochburgen, Albi, auch Albigenser genannt. Allein 1218 sollen sich 5000 Katharer aus Angst vor der Inquisition selbst getötet haben. Um nicht auf den Scheiterhaufen zu landen, verbrennen sich die »Ketzer« selbst. Die Anführer des Kreuzzugs gegen die Albigenser sind von deren Standhaftigkeit so sehr überzeugt, daß sie, statt selbst zu töten, die Katharer massenhaft in den Selbstmord treiben.[35]

Wer auch immer sich im Mittelalter das Leben nimmt, seiner Leiche wird öffentlich der Prozeß gemacht. »Die Menschen des Mittelalters und der beginnenden Neuzeit ließen nicht zu, daß der Lauf der Gerechtigkeit und ihre Ausübung vor dem Tode haltmacht«, erklärt Philippe Ariès. »Sie verfolgten den Toten bis vor den Richtstuhl Gottes.«[36] In einem von Landstrich zu Landstrich unterschiedlichen Strafarsenal drückt sich eine tiefe Mißachtung gegenüber Selbstmördern aus. Durch die nachträgliche »Hinrichtung« und Bestrafung einer Leiche versucht die abergläubische Gesellschaft des Mittelalters den Fluch des Bösen zu bannen, der auf dem Toten liegt. Vielleicht möchte sie mit der Leichenschändung auch zum Ausdruck bringen, daß sie für den Suizid die gleiche Verachtung empfindet, die den Toten der kirchlichen Lehre zufolge auch vor dem göttlichen Strafgericht erwartet.

Die Aburteilung und Bestrafung des Leichnams ist in den Landrechten der Märkte und Dörfer geregelt. In manchen Gegenden wird die Leiche aufgehängt, in anderen ins Wasser geworfen oder vor die Tore der Stadt geschleift.[37] In Paris und Bordeaux wird der Körper des Selbstmörders mit dem Gesicht nach unten über das Kopfsteinpflaster und verschlammte Gassen zum Richtplatz gezerrt und dort an den Füßen aufgehängt.[38] In Lille wird die Leiche eines Mannes auf Mistgabeln gespießt und durch die Gassen geschleppt; ein weiblicher Leichnam wird verbrannt.[39] Die Bürger Zürichs begraben Selbstmörder, die sich ertränkt haben, unter fünf Fuß Sand im Wasser. In dem Leichnam eines Menschen, der sich erstochen oder durch einen Schnitt in die Schlagadern getötet hat, wird ein Stück Holz geschlagen, worin die »Tatwaffe« steckt.[40] In einigen Regionen Deutschlands wird der Tote auf einer Kuhhaut zum Galgen gezogen, gefesselt, mit dem Kopf nach unten aufgehängt und der Verwesung überlassen. In München wird der Leichnam des Selbstmörders in einem Faß in die Isar geworfen. In Augsburg trägt der Lech die verfluchte Last aus der Stadt hinaus. In England – wie in vielen anderen Gegenden Europas auch – wird der Selbstmörder unter einer Landstraße, vorzugsweise einer Weggabelung, begraben. Mit einem Holzpfahl wird die Leiche durch die Brust an den Boden genagelt. Die grausame »Befestigung« soll verhindern, daß der Tote aufwacht und als Geist die Lebenden heimsucht.[41] Straßenkreuzungen werden zur Grabstätte von Selbstmördern, weil hier nach dem Volksglauben in vorchristlicher Zeit Menschenopfer dargebracht wurden. Der ständige Verkehr über dem Grab soll den Toten außerdem daran hindern, in die diesseitige Welt zurückzukehren.[42]

Der mittelalterliche Mensch glaubt, daß Tote lediglich in eine Art Tiefschlaf verfallen, aus dem sie wieder aufwachen können.[43] Gerade Selbstmörder finden im Grab keine Ruhe und im Himmel keinen Frieden, deshalb sind sie dazu verdammt, als Wiedergänger in die Welt der Lebenden zurückzukehren.[44] Im Mittelalter gibt es sehr konkrete Vorstellungen davon, was die Toten treiben, wenn sie ihren Gräbern entsteigen. Sie »waren empfindlich gegen Kälte und suchten deshalb nachts gern Häuser auf, in denen ein gutes Feuer brannte«, berichtet der französische Historiker Emmanuel Le Roy Ladurie. »Speisen nahmen sie nicht zu sich, aber sie tranken gern und guten Wein am liebsten ... Die Freuden der Liebe andererseits waren den armen Toten durchaus versagt. Familienleben hatten sie auch kein nennenswertes.«[45] Von einem wiederauferstandenen Selbstmörder wird nur das Schlimmste erwartet.

Archaische Ideen stehen auch hinter dem Verbot, die Leiche eines Selbstmörders in geweihter Erde beizusetzen. Die Bestimmungen des Kirchenrechts machen sich den Aberglauben der mittelalterlichen Gesellschaft zunutze, für den die Leichname böser Menschen die Erde entweihen, in der sie beigesetzt werden. Da Henker, Selbstmörder und Verbrecher an einsamen Orten beerdigt werden, macht die abgesonderte Grabstelle dem Mensch im Mittelalter Angst. Das einsame Grab ist Inbegriff des Bösen.[46]

Die Mauern, die diese Begräbnisplätze umgeben, haben weder Türen noch andere Öffnungen.[47] Im Mittelalter werden Selbstmörder, Exkommunizierte und hingerichtete Verbrecher unter dem Galgen oder auf dem Schindanger beigesetzt, mit ein paar Steinen bedeckt und dann Vögeln und Hunden zum Fraß überlassen. In Dörfern, die keinen Schindanger haben, ihre Selbstmörder aber auch nicht im Wald vergraben wollen, »wurden die Särge manchmal in den Astgabelungen der Friedhofsbäume aufbewahrt – ein bizarrer Anblick! Sie wurden heimlich verscharrt, aber die Teufel (oder Engel) ließen sie nicht immer des Platzes froh werden, den sie sich an dem von ihnen entweihten heiligen Ort widerrechtlich erschlichen hatten: Sie gruben sie nachts aus und vertrieben sie entweder selbst oder riefen befremdliche Erscheinungen zu Hilfe.«[48] Noch zu Beginn des 20. Jahrhunderts gibt es unter anderem in der Bretagne und in Wien eigene Friedhöfe für Selbstmörder.

Nicht nur die Leiche des Selbstmörders wird »bestraft«. In den meisten Fällen treffen Zorn und Verachtung der Gesellschaft auch die Familie des Toten. Seine Besitztümer werden beschlagnahmt und fallen an den Lehnsherr.[49] Durch die Konfiskation seiner irdischen Habseligkeiten entschädigen sich die weltlichen und kirchlichen Obrigkeiten für den Verlust der Arbeitskraft des Selbstmörders. Den Hinterbliebenen wird jede Lebensgrundlage genommen. Oft werden sogar die Häuser von Selbstmördern verbrannt und ihre Angehörigen aus dem Dorf getrieben.[50] In einigen Gegenden Frankreichs – so in Maine und Anjou – werden die Mauern des Hauses auf der Straßenseite eingerissen, die Wiesen des Selbstmörders verbrannt und seine Weinstöcke auf Mannshöhe beschnitten.[51]

Durch die Schändung seiner Leiche rächt sich die mittelalterliche Gesellschaft an einem Selbstmörder dafür, daß er die Regeln gebrochen hat, mit denen sich die Gemeinschaft gegen den Tod zu schützen versucht. Ihren Kampf gegen die Natur kann sie nur gewinnen, wenn der Zusammenhalt der sozialen Gruppe stark genug ist. Jeder Todesfall ist ein Einbruch der Natur in die menschliche Gemeinschaft.[52] Um mit den Schrecken dieser Niederlagen leben zu können, will der mittelalterliche Mensch dem Sterben in die Augen sehen. Der Tod eines Menschen ist im Mittelalter deshalb ein Ereignis, an dem die gesamte Dorfgemeinschaft teilnimmt.[53] Nur Verzweifelte nehmen sich einsam und zurückgezogen das Leben und mißachten damit die Rituale, mit denen die Gesellschaft den Naturgewalten entgegenzutreten versucht.

## *3. Entdeckung des Wahnsinns – Der Freitod in der Frühen Neuzeit*

Als Martin Luther am 31. Oktober 1517 an der Wittenberger Schloßkirche seine 95 Thesen zur Lage der christlichen Kirche anschlägt, beschwört er damit eine von Glaubensspaltung und Gewalt geprägte neue Zeit herauf. In den kommenden 150 Jahren liefern sich Katholiken und Protestanten erbitterte

Kämpfe. Nur in einem Punkt sind sie sich einig – der Ächtung des Freitods.

Luther und seine Gegner sind davon überzeugt, daß der Selbstmord ein Werk des Teufels ist. »Ich kenne viele ähnliche Beispiele, bin aber gewöhnlich der Meinung, daß solche Leute einfach und unmittelbar vom Satan getötet worden sind, so wie ein Reisender von einem Straßenräuber getötet wird«,[1] schreibt der große Reformator. Calvinisten, Anglikaner und Puritaner schließen sich Luther an. Die katholischen Jesuiten bekämpfen die Selbsttötung mit dem Exorzismus. Da der Selbstmörder vom Teufel besessen ist, muß ihm das Böse ausgetrieben werden.[2]

Den Interessen der weltlichen Obrigkeiten kommt das Selbstmordverbot der Kirchen entgegen. Die im Zeitalter der Glaubensspaltung entstehenden absolutistischen Staatswesen erweitern die Verdammung des Suizids durch die Kleriker um weltliche Bannsprüche. Die Staaten des 16. und 17. Jahrhunderts weisen jedem ihrer Untertanen einen festen Platz im politischen Gemeinwesen zu. Sie machen sich den Menschen untertan, um seine Arbeitskraft oder sein Wissen für die Zwecke des Staats ausnutzen zu können. Um die Zahl der Menschen zu steigern, über die ein Monarch herrscht, werden Geburten- und Sterblichkeitsraten, Gesundheit und Fortpflanzung der Bürger überwacht. Wer durch den Freitod aus diesen Zwängen ausbricht, begeht Verrat an den absolutistischen Obrigkeiten, weil er deren demographische und wirtschaftliche Machtgrundlagen bedroht.[3] Der Verrat wiegt um so schwerer, als Gott und Fürst in der frühabsolutistischen Staatslehre gleich gesetzt werden. Wie Gott über den Kosmos herrscht, so regiert der Monarch über seine Untertanen. Die Selbsttötung muß abgelehnt werden, weil sie gegen von Gott auf den weltlichen Herrscher übertragenes Recht verstößt.[4]

Weltliche und geistliche Obrigkeiten müssen den Suizid auch deshalb verdammen, weil er eine offene Kritik an ihrer Fähigkeit ist, allen Bürgern Gerechtigkeit und ein anständiges Leben zu sichern. Der Selbstmörder zweifelt die Führungsqualitäten von Beamten und Klerikern an. »Die Selbstmorde belasten das Gewissen des Gesellschaftskörpers, der außer Stande ist, für das Glück seiner Mitglieder zu sorgen und die Unglücklichen zu trösten ... Wer es vorzieht, ins unbekannte Land des Todes zu gehen, zeigt, daß er kein Vertrauen in die Theorien, Ideologien, Glaubenssätze, Pläne, Versprechungen der Führer jedweden Lagers setzt«,[5] erklärt Georges Minois. Wenn Kirche und Staat Zweifel an ihrer gottgebenen Machtstellung, Unruhe und Aufruhr verhindern wollen, müssen sie die Selbsttötung ächten und verbieten.

In den Gesetzbüchern des 16. und 17. Jahrhunderts wird die moralische Ächtung des Selbstmords in Gesetzesform gebracht. Der deutsche Kaiser Karl V. läßt in Paragraph 135 seiner *Peinlichen Gerichtsordnung* 1532 die Konfiskation der Güter eines Selbstmörders durch den Staat festhalten. Nur wenn der »Täter« unzurechnungsfähig war, fällt sein Vermögen an die Erben.[6] Die Gerichtsordnung Karls V. ist die erste schriftliche Zusammenfassung der Prozeßvorschriften im deutschen Kaiserreich. Bis ins 18. Jahrhundert bildet sie in zahlreichen deutschen

Territorien die Grundlage des Justizwesens. In Frankreich stellt Ludwig XIV. 1670 in einer königlichen Anordnung fest, daß die Selbsttötung ein Verbrechen gegen Gott und den König ist und streng bestraft werden muß. Auch der Sonnenkönig läßt Wahnsinnigen und Kranken gegenüber allerdings Nachsicht walten.[7] In England erläutert William Blackstone in seinen *Commentaries on the Laws of England* noch 1765, daß die strenge Bestrafung des Suizids unumgänglich sei, da es sich um ein Verbrechen gegen Gott und den König handelt. Mitten im Zeitalter der Aufklärung schreibt der Jurist:

> *»Weise und fromm berücksichtigen die englischen Gesetze, daß niemand die Macht hat, sein eigenes Leben zu zerstören – außer er hat dazu die Erlaubnis Gottes, des Urhebers seines Lebens; und da sich der Selbstmörder eines doppelten Verbrechens schuldig macht; eines geistigen, weil er in die Vorrechte des Allmächtigen eingreift, und sich in seine Gegenwart einschleicht, ohne daß er dorthin berufen wurde; das andere weltlicher Art, gegen den König, der ein Interesse an der Erhaltung all seiner Untertanen hat; aus diesen Gründen hat das Gesetz ihn [den Freitod] als eines der schwersten Verbrechen eingestuft und ihn zu einer besonderen Art des Kapitalverbrechens gemacht; einem Kapitalverbrechen, das ein Mensch gegen sich selbst begeht ...«*[8]

In der zweiten Hälfte des 18. Jahrhunderts sind Blackstones *Commentaries* der am weitesten verbreitete Gesetzeskommentar auf den britischen Inseln. Richter, Anwälte und Studenten ziehen ihre Kenntnisse des englischen Rechts aus dem Werk Blackstones. Jede Auslegung der Rechtsquellen beruft sich auf ihn. Angesichts der weiten Verbreitung von Blackstones Kommentar ist es nicht erstaunlich, daß auch Richter und Gerichtsbeamte den Selbstmord weiterhin mit mittelalterlicher Strenge ahnden. Die weltliche Justiz besorgt die Schändung und Hinrichtung des Leichnams; die Kirche verweigert dem Selbstmörder ein christliches Begräbnis.[9] Erst Cesare Beccarias (1738–1794) rechtsphilosophische Abhandlung *Dei delitti e delle pene* (1764) und die Französische Revolution können Ende des 18. Jahrhunderts an diesen Mißständen etwas ändern.[10]

Während kirchliche und weltliche Obrigkeiten den Freitod in der Frühen Neuzeit weiterhin verdammen, als wäre das Mittelalter nie zu Ende gegangen, stellen Intellektuelle und Ärzte den Selbstmörder als seelisch notleidend dar. Für die Humanisten ist der Suizident kein böser oder gar vom teufelbesessener Mensch; er ist vielmehr bemitleidenswert.[11] Als erster ergreift 1610 John Donne das Wort. In *Biathanatos* verteidigt der anglikanische Prediger und Kaplan das Recht des Menschen auf seinen eigenen Tod gegen die jahrhundertealten Vorwürfe der Kirche. Für den Lektor für Theologie an der Universität Cambridge kann der Freitod kein Verbrechen gegen die Natur des Menschen sein, denn die menschliche Natur ist die Vernunft; sie klärt ihn darüber auf, was gut und böse ist. Unter bestimmten Umständen kann die Vernunft dem Menschen sogar gebieten, sich umzubringen. Hundert Jahre vor dem Zeitalter der Aufklärung verteidigt John Donne die Willensfreiheit des Menschen und überläßt ihm die Entscheidung zwischen Leben und Tod. Den Vorwurf, der Selbstmord sei ein Verbrechen gegen Gott, entkräftet der Theologe mit dem Verweis darauf, daß es in der Bibel keine Stelle gibt, an der die Selbsttötung verboten wird. John Donne erinnert an die grundsätzliche Güte Gottes und stellt die Frage, woher seine Klerikerkollegen wissen wollen, daß Gott den Selbstmord als Todsünde straft. Ist es nicht genauso gut möglich, daß er in seiner Gnade nicht auch diese Tat verzeiht?[12]

Donnes Verteidigung des Selbstmords ist seiner Zeit weit voraus. Die Angst, für die Urheberschaft des *Biathanatos* angeklagt zu werden und seinen Lehrstuhl zu verlieren, hält den Theologen davon ab, das Werk zu veröffentlichen. Nur zuverlässigen und engen Freunden läßt Donne eine Abschrift zukommen. Erst 1647 gibt sein Sohn den *Biathanatos* heraus – sechzehn Jahre nach dem Tod des Gelehrten.[13]

Robert Burton stellt den Selbstmord 1621 als Folge einer psychischen Krankheit dar. In *The Anatomy of Melancholy* erklärt der englische Arzt, daß der Selbstmord melancholischen und nicht satanischen Ursprungs sei. Die Seele des Melancholikers beschreibt Burton als »brandig, ausgelaugt von Sorgen, Unzufriedenheit, dem *taedium vitae* [Lebensüberdruß; A. d. V.]; Ungeduld, Angst, Unausgeglichenheit, Entschlußlosigkeit stürzen sie in unsägliches Unglück. Sie können die menschliche Gesellschaft, das Licht, ja sogar das Leben nicht ertragen ... sie zerstören sich selbst, was bei ihnen häufig und weitverbreitet ist.«[14] Andere Mediziner beschreiben die Melancholie als Körpersaft »von dicker Konsistenz, kalt und trocken in seinem Temperament«.[15] Ein Übermaß dieses Safts im Gehirn lasse den Menschen in düstere Grübelei fallen und führe ihn schließlich zur Selbsttötung.

Thomas Willis (1621–1675) beschreibt die Melancholie als manisch-depressiven Zyklus und macht ebenfalls auf seinen Zusammenhang mit dem Selbstmord aufmerksam. Für den englischen Arzt ist die Melancholie ein »Wahnsinn ohne Fieber oder *furor*, der von Furcht und Traurigkeit begleitet ist«.[16] Der Mediziner stellt fest, daß sich viele, die diesem »Wahnsinn« verfallen sind, das Leben nehmen. Weil er krank ist, kann der Selbstmörder nach Ansicht Willis' für seine Tat nicht zur Verantwortung gezogen werden.[17] Willis' Psychologie ist sehr modern.

Im 17. Jahrhundert interessieren sich mehr Ärzte als Pfarrer und Pastoren für die Selbsttötung. Der Selbstmord wird allmählich nicht mehr als eine Versuchung durch den Teufel und als moralisches Vergehen aufgefaßt, sondern als eine Krankheit mit der Aussicht auf Heilung. Intellektuelle und Mediziner entreißen den Suizid der christlichen Moral und weisen Medizin und Psychologie die Verantwortung zu. Die Erklärung des Selbstmords als Folge einer psychischen Erkrankung ermöglicht Mitleid mit dem Selbstmörder und damit einen verständnisvolleren und weniger strafenden Umgang mit dem Suizid. Der Freitod wird zu einer weltlichen Erscheinung. Allmählich kann über eine Lockerung der strafrechtlichen Bestimmungen gegen Selbstmörder nachgedacht werden.[18] Die Entdeckung des Suizids als eines medizinischen und psychologischen Phänomens legt jedoch zugleich die Grundlage für die bis heute anhaltende Medizinalisierung des Freitods.

Für die Philosophen der Aufklärung ist der Mensch durch seine Vernunft dazu befähigt, frei und selbstverantwortlich zu handeln. Deshalb muß ihm nach Ansicht von Gelehrten wie Voltaire und Rousseau, Hume oder Holbach auch das Recht auf seinen eigenen Tod zugestanden werden. Sie sind davon überzeugt, daß der Selbstmord aus Wahnsinn und Melancholie begangen wird und deshalb ein Gegenstand der Psychologie und Medizin, und nicht der Theologie oder der Rechtswissenschaft ist. Die Denker der Aufklärung greifen die traditionelle Verurteilung des Freitods durch die Kirche heftiger an als jemals zuvor. Nie zuvor ist soviel über den Selbstmord geredet und geschrieben worden wie im 18. Jahrhundert. Nie zuvor war die Forderung nach Mitleid, Anerkennung und Hilfe für den Selbstmörder stärker als vor dem Jahrhundert der Vernunft.[19]

Zwar gibt es noch immer Positionen, die den Selbstmord ablehnen, die meisten Philosophen halten den Freitod in bestimmten Situationen jedoch für zulässig. Jean-Jacques Rousseau (1712–1778) läßt den Freitod zu, wenn der Mensch der Gesellschaft durch widrige Umstände oder Krankheit nicht mehr von Nutzen sein kann.[20] Der selbstgewählte Tod gilt dem französischen Philosophen als eine Erlösung von unerträglichen Qualen. Der Mensch darf sein Leben in den Augen Rousseaus jedoch nicht leichtfertig lassen. Der Verfasser der *Nouvelle Héloïse* ist weit davon entfernt, dem Menschen die volle Freiheit auf seinen eigenen Tod zuzugestehen. Der einzelne steht mit der Gesellschaft in einem »Vertragsverhältnis«, das ihm Pflichten gegenüber der Gemeinschaft auferlegt. Nur wenn der Mensch seine Pflichten nicht mehr erfüllen *kann*, darf er sich ihnen entziehen.[21] Rousseau betont die soziologischen Aspekte des Freitods. Denis Diderot (1713–1784) folgt Rousseau in der bedingten Legitimation des Suizids. Für Diderot ist der Mensch jedoch nicht der Gesellschaft im allgemeinen verpflichtet, sondern seinen Eltern, Freunden und Kindern, deren Gefühle er durch seinen Tod verletzt.[22] Diderot spricht erstmals von einer emotionalen Schuldigkeit des Selbstmörders gegenüber seinem gesellschaftlichen Umfeld. Ein Jahrhundert später ist diese Verpflichtung eines der wichtigsten Argumente gegen die Selbsttötung.

Voltaire (eigentlich François Marie Arouet, 1694–1778) erkennt den Entschluß eines Mitmenschen an, sein Leben zu lassen. In seiner Philosophie setzt der Freund Friedrichs des Großen jedoch alles daran, damit dieses »grausame« Vorhaben nicht ausgeführt wird. Im *Dictionnaire Philosophique* schlägt Voltaire körperliche Ertüchtigung, Musik, die Jagd, Theaterbesuche und die Gesellschaft einer liebenswerten Frau als Mittel gegen den Freitod vor. Zwischen der Entscheidung, sich selbst zu töten, und der Ausführung des Vorhabens soll der Selbstmörder unter allen Umständen acht Tage Zeit vergehen lassen. Wenn er nach einer Woche des Wartens immer noch sterben will, dann kann sich der Selbsterhaltungstrieb des einzelnen wirklich nicht mehr gegen den Todeswunsch durchsetzen.[23]

Voltaires Einstellung zum Selbstmord ist kennzeichnend für das geistige Klima seiner Zeit. Wenn das Leben für ihn unerträglich wird, gesteht die aufgeklärte Gesellschaft dem Menschen das Recht auf einen freien Tod zu. Den Verzweifelten und psychisch Kranken schuldet die Gesellschaft Mitleid statt Verachtung. In den Salons und intellektuellen Zirkeln des 18. Jahrhunderts ist man jedoch auch davon überzeugt, daß die Gemeinschaft dazu verpflichtet ist, den Selbstmörder von seinem Vorhaben abzubringen.

Lediglich zwei Philosophen der Aufklärung gestehen dem Menschen das uneingeschränkte Recht auf seinen eigenen Tod zu – der Schotte David Hume (1711–1776) und der Wahlfranzose Henry Thiry d'Holbach (1723–1789). 1770 veröffentlicht d'Holbach seine Schrift *Das System der Natur*. Der aus der Pfalz nach Frankreich emigrierte Baron stellt darin die Natur als Ursache und Grundlage allen Seins dar. Auch der Selbstmord ist für den Atheisten eine natürliche Erscheinung. »Es ist die Natur, die dem einzelnen das Leben unerträglich macht, indem sie ihm keine Möglichkeit zur Erlangung eines glücklichen Zustands mehr läßt«, schreibt d'Holbach.[24] Von Natur aus strebt der Mensch nach allem, was ihn glücklich macht, und will alles abwehren, was ihm schaden könnte. Dabei muß der einzelne ständig zwischen dem abwägen, was er sich wünscht, und dem, was er als nachteilig ansieht. Die Güterabwägung kann zu einem derart qualvollen Zustand werden, daß dem Menschen sein Dasein lästig wird. »Er strebt nicht mehr danach, es zu erhalten; er wird den Tod als Schutz vor sich selbst und als das einzige Mittel gegen seine Verzweiflung betrachten.«[25] Unter diesen Umständen wird der Pakt, den der einzelne mit der Gesellschaft geschlossen hat, für d'Holbach ungültig. Wenn die Gemeinschaft dem Menschen keine Stütze mehr ist, darf er sich seinen Verpflichtungen entziehen. Der Unglückliche kann auch selbst keine Hilfe mehr für die Gemeinschaft sein, setzt der Baron fatalistisch hinzu. Deshalb ist es für die Gesellschaft besser, wenn sie von Verzweifelten und Depressiven getrennt wird.[26]

David Hume greift die traditionelle Verurteilung des Freitods durch die Kirche als Aberglauben an und erklärt, weshalb der Selbstmörder nicht gegen den Willen Gottes verstoßen kann. Da in den Augen Gottes alle Ereignisse im Kosmos gleich wichtig sind, ist das Leben eines Menschen nicht wichtiger als das einer Auster. Hume kann sich nicht vorstellen, daß Gott sich mit Nebensächlichkeiten wie dem Selbstmord abgibt. In seinem *Essay on Suicide* erklärt der Schotte, daß der Freitod die göttliche Vorsehung nicht durchkreuzt und deshalb auch kein Verbrechen gegen Gott sein kann. Wenn ein Eingriff in die Gesetze der Natur eine Sünde wäre, dann müßte jede Einmischung in die Natur frevelhaft sein – nicht nur die Selbsttötung. Auch die Erhaltung der Gesundheit, der Bau von Häusern, die Landwirtschaft oder die Seefahrt wären dann verwerflich.[27] Ein Mensch kann mit seiner Selbsttötung auch kein Unrecht gegen die Gesellschaft begehen. Er fügt ihr keinen Schaden zu, erklärt Hume; er hört lediglich auf, ihr nützlich zu sein. »Nehmen wir einmal an, es stünde nicht mehr länger in meiner Macht, die Interessen der Gesellschaft zu fördern und ich würde in zunehmendem

Maße eine Last für sie, ja mein Zustand würde sogar andere daran hindern, der Gesellschaft viel nützlicher zu sein als sie es jetzt *de facto* sind: Wäre dann mein freiwilliger Tod nicht etwas, was gerade die Interessen der Gesellschaft fördert?«[28]

**Giacomo Casanova (1725–1798) – Der Weiberheld und der Freitod**

Venedig 1756: Dem Hochstapler, Frauenheld und Philosophen Giacomo Girolamo Chevalier de Steingalt gelingt die Flucht aus den Bleikammern des Dogenpalasts. Ruhelos zieht Casanova durch ganz Europa, ist bei Voltaire zu Gast und speist mit Friedrich dem Großen zu Abend.

Dreizehn Jahre später verfaßt der italienische Philosoph als Teil einer mehrbändigen Geschichte Venedigs auch eine *Abhandlung über den Selbstmord.* Mit dem Geschichtswerk will sich der heimwehgeplagte Dandy die Erlaubnis zur Rückkehr in seine Heimatstadt erkaufen. Um die Inquisition, die Casanova in die Kerker der Lagunenstadt gebracht hatte, nicht zu vergrätzen, muß er den Freitod von einem rein philosophischen Standpunkt aus rechtfertigen. Die christliche Ethik darf er nicht angreifen.

Für Casanova entscheidet der freie Wille des Menschen darüber, ob er sich das Leben nimmt oder nicht. Seele und Körper versuchen den freien Willen bei seiner Entscheidung zu bedrängen – der Körper bringt dabei die Leidenschaften in die Diskussion ein, die Seele den Schutzmechanismus der Vernunft. Bevor er zur Tat schreitet, wägt der freie Wille die Vor- und

> Nachteile ab. Entscheidet er sich für die Position des Körpers beziehungsweise der Leidenschaft, kommt es zum Selbstmord.[29]

Immanuel Kant tritt am Ende des aufgeklärten Jahrhunderts zur Rettung der Philosophie an. Der Königsberger Professor verurteilt den Selbstmord als eine Verletzung der Pflicht, die der Mensch sich selbst gegenüber hat. Kant beurteilt die Selbsttötung mit dem Maßstab des kategorischen Imperativs: »Handle stets nach der Regel, von der du auch wollen kannst, daß sie allgemeingültiges Gesetz ist.« Weil niemand die Tötung eines Menschen als allgemein gültige Richtlinie wollen kann, hat auch niemand das Recht, sich selbst zu töten. Für Kant verletzt der Selbstmörder sowohl seine Pflicht, sich selbst zu erhalten, als auch seine Verpflichtungen gegenüber seinem Ehepartner, seinen Kindern und Eltern sowie gegenüber dem Staat und der Gesellschaft. Der Begründer des Kritizismus lehnt die Selbsttötung rundum ab.[30]

Auch die Vordenker des Naturrechts lehnen den Suizid eher ab. Die Engländer Thomas Hobbes und John Locke nehmen an, daß der Mensch von Natur aus danach strebt, sich selbst zu erhalten und das eigene Leben zu verteidigen. Nur weil er in der Gemeinschaft mit anderen dieses Ziel leichter erreichen kann, gründet der Mensch überhaupt Staatswesen und Gesellschaften. Der Freitod widerspricht dem »Vernunftgebot« der Selbsterhaltung. Deshalb ist er für Hobbes und Locke ein Unding.[31]

Für den deutschen Naturrechtsprofessor Christian Wolff ist die Selbsttötung nur in zwei (theoretischen)

Fällen erlaubt: in Anbetracht eines schrecklichen Todes oder wenn das Schicksal zu schmerzvoll und unerträglich wird. Beide Möglichkeiten können jedoch, so Wolff, im wirklichen Leben niemals eintreten. Der Rechtsgelehrte kann sich nur die bevorstehende Hinrichtung eines Verbrechers als die Aussicht eines Menschen auf einen »schrecklichen Tod« vorstellen; und ein Gesetzesbrecher darf sich der gerechten Strafe nicht entziehen. Ein rundum unerträgliches Schicksal kann es für Wolff ebenso wenig geben. Er geht davon aus, daß die Welt die beste aller denkbaren Daseinsformen ist. Gottes Schöpfung muß in den Augen der Optimisten des 17. und 18. Jahrhunderts perfekt sein. Weil Gott gütig und wohlwollend ist, kann es in der Welt kein vollkommenes Leid geben. Jeder Schicksalsschlag hat auch seine guten Seiten.[32]

Die deutsche Philosophie der Aufklärung ist weitgehend von Christian Wolff geprägt. Ihre Einstellung zum Selbstmord ist dementsprechend gemäßigt. Nur Selbstmörder, die geistig krank und daher unzurechnungsfähig sind, entschuldigen die deutschen Intellektuellen des 18. Jahrhunderts. Anders als ihre Kollegen in England oder Frankreich greifen die deutschen Aufklärer die kirchliche Ächtung des Freitods nicht direkt an.[33]

Die Philosophen der Aufklärung beschreiben den Suizid zwar als ein medizinisches und psychologisches Problem, sie fordern Mitleid und Verständnis für den Selbstmörder und üben Kritik an der abergläubischen Ächtung der Selbsttötung durch die Kirche, anders als die stoischen Philosophen des Altertums sind sie jedoch weit davon entfernt, den

Freitod zu verherrlichen oder ihrem Leben selbst ein Ende zu setzen. Nur ein einziger Philosoph des 18. Jahrhunderts tötet sich selbst: Johann Robeck schreibt 1735 eine Verteidigung des Selbstmords. Kaum hat der nach Deutschland ausgewanderte Schwede sein *De more voluntaria philosophorum virorum et bonorum vivorum* beendet, mietet er sich in Bremen ein kleines Boot und rudert auf die Nordsee hinaus. Einige Tage später wird seine Leiche am Strand gefunden.[34]

Unwillig, sich selbst das Leben zu nehmen, schaffen es die Philosophen durch ihre Diskussion der Selbsttötung jedoch, den Freitod von einem religiösen, moralischen und strafrechtlichen Verbrechen zu einer medizinischen und weltlichen Angelegenheit zu machen. Der Selbstmord des Geisteskranken erscheint immer weniger schuldbehaftet – er ist kein Strafvergehen mehr.[35] Die Aufklärung legt die Fundamente für die Abschaffung der strafrechtlichen Bestimmungen gegen den Suizid. Der entscheidende Durchbruch in diesem Bereich kommt 1764 mit Cesare Beccarias rechtsphilosophischer Grundlagenschrift *Dei delitti e delle pene*. Der italienische Rechtsgelehrte kümmert sich nicht um die moralische Bewertung des Selbstmords durch die Kirche. Beccaria interessieren lediglich die weltlichen Strafen. Die Schändung und Hinrichtung des Leichnams beschreibt er als barbarisch und außerdem unwirksam. Die Konfiskation der Güter des Selbstmörders ist in den Augen des Italieners ungerecht und rechtswidrig, da sie die unschuldigen Hinterbliebenen trifft. Die Bestrafung des Leichnams verurteilt er als lächerlich, da Richter und Gerichtsschergen »wohl wissen, daß der Tode [sic] dabey eben so viel empfindet, als wenn man eine Bildsäule peitschen wollte.«[36]

Beccarias Ideen verbreiten sich schnell in ganz Europa. Bereits ein Jahr nach Erscheinen des italienischen Originals in Mailand kommt in Prag eine deutsche Übersetzung von *Dei delitti e delle pene* heraus; 1766 wird in Hamburg eine weitere deutsche Ausgabe veröffentlicht.[37] Unter dem Einfluß der Aufklärung und Beccarias rechtsphilosophischen Überlegungen zum Selbstmord werden europaweit die strafrechtlichen Bestimmungen gelockert. Beccarias Ideen bringen damit die allmähliche Lockerung der Strafrechtsverfolgung des Suizids zum Abschluß. Schon vor Beccaria wird in Genf 1732 zum letzten Mal die Leiche eines Selbstmörders hingerichtet. In den amerikanischen Kolonien Pennsylvania und Delaware werden 1701 alle Strafen für die Selbsttötung abgeschafft. Maryland, New Jersey und Virginia folgen 1780.[38] Der preußische König Friedrich II. hebt 1751 alle Strafen für den Freitod auf. Der große Monarch und Gönner Voltaires ist ein Freund der Philosophie der Stoa und hält den Tag des Todes für den schönsten Tag im Leben eines Menschen. Unter dem Einfluß der Französischen Revolution wird die Bestrafung des Selbstmords im *Allgemeinen Preußischen Landrecht* von 1794 allerdings wieder in Kraft gesetzt.[39] Das französische Strafgesetzbuch von 1791 verliert kein Wort zur Selbsttötung. In Bayern wird die Bestrafung des Leichnams 1817 ausgesetzt. Mit der Forderung nach der traditionellen Hinrichtung der Leiche eines Selbstmörders im österreichischen Strafgesetzbuch von 1787 steht die K.-und-k.-Monarchie in Europa weitgehend alleine da.[40]

Nicht nur die strafrechtlichen Bestimmungen gegen den Selbstmord werden im 18. Jahrhundert gelockert. Immer öfter wird auch versucht, dem Selbstmörder medizinische und psychologische Hilfe zukommen zu lassen. Menschen, die einen Suizidversuch überlebt haben, werden in Irrenhäuser eingewiesen, um dort »therapiert« zu werden.[41] Zur Behandlung der Melancholie schlagen die Mediziner der Aufklärung unterschiedliche Heilmethoden vor: Die einen setzen zur Lösung des dickflüssigen Safts der Melancholie auf die reinigende Wirkung des Weinsteins, andere schlagen Kaminruß, geriebene Kellerasseln, ein Pulver aus Krebsfüßen und den Bezoardstein als Lösungsmittel vor; einige Ärzte setzen auf eine abwechslungsreiche Lebensführung mit ausreichend frischer Luft und Sonne, gutem Essen und gutem Wein, andere betonen die heilsame Wirkung eines lebhaften Geschlechtslebens.[42] In den frühneuzeitlichen Irrenhäusern werden Menschen, die einen Selbstmordversuch hinter sich haben, allerdings nicht immer behandelt. Oft werden die Verzweifelten in den Anstalten auch nur vor den Augen der Gesellschaft versteckt. Um eine Wiederholung ihres Selbstmordversuchs zu verhindern, werden diejenigen, die versucht haben, ihr Leben zu lassen, gefesselt und in Weidenkäfige gesperrt.

In England wird 1774 eine Organisation gegründet, die notleidenden Menschen ernsthafte Hilfe zu kommen lassen will. Ursprüngliches Anliegen der Humane Society ist die Verbreitung der künstlichen Beatmung bei der Rettung Ertrinkender. Jeder, der die neu entdeckte Wiederbelebungsmöglichkeit erfolgreich an einem Opfer anwendet, erhält vier

Guineas. Wer es nicht schafft, das Opfer zu reanimieren, wird mit zwei Guineas entschädigt. 1798 wird der Tätigkeitsbereich der Hilfsorganisation ausgeweitet. Da sich in England die meisten Menschen durch den Sprung ins Wasser das Leben nehmen wollen, nimmt sich die Humane Society nun auch der Verhinderung von Selbstmorden und der Therapie von Suizidgefährdeten an.[43]

Die Wege, die der Mensch der Frühneuzeit ins unbekannte Land des Todes einschlägt, sind ebenso vielfältig wie die Gründe, die er für seinen Freitod hat. Menschen nehmen sich das Leben, wenn sie unerträgliche psychische Schmerzen haben, wenn sie unheilbar krank sind oder weil ihre Ehe gescheitert ist. Der Seitensprung des Ehemanns kann ebenso ein Grund sein, das Leben zu lassen, wie der Tod eines neugeborenen Kinds. Menschen bringen sich aus enttäuschter Liebe und Eifersucht genauso oft um wie aus Angst vor Folter, finanziellem Ruin oder aufgrund schwerer Depressionen.[44] Arme nehmen sich häufiger das Leben als Angehörige der gesellschaftlichen Oberschichten. An der Spitze der Suizidraten stehen während der gesamten frühen Neuzeit die notleidenden Weber, Dienstboten und Tagelöhner.[45] In Städten sterben mehr Menschen durch die eigene Hand als auf dem Land. Auf den Dachböden und in den möblierten Zimmern von Paris und Berlin nehmen sich Menschen das Leben, weil sie die unpersönlichen Lebensbedingungen in den Städten nicht ertragen, weil sie arbeitslos sind und ihnen in der Stadt die Familie bei der Bewältigung persönlicher Krisen keine Hilfe bieten kann.[46] Kriegs- und Pestjahre sowie die Winter nach verregneten Sommern und schlechten Ernten fordern besonders viele Opfer. So steigt beispielsweise während des Dreißigjährigen Kriegs die Selbstmordrate in Bayern von fünf Selbsttötungen pro 100 000 Einwohner 1615 auf acht Fälle 1623; fünf Jahre später bringen sich 29 von 100 000 Einwohnern selbst um; während des blutigen Nachspiels der schwedischen Besetzung Münchens 1633/34 nehmen die Behörden 20 Selbstmordfälle pro 100 000 Einwohner auf. In Krisenjahren treiben das allgemeine Klima von Angst und Verzweiflung sowie die Trauer über Ehepartner, Eltern, Kinder oder den Liebhaber zahlreiche Menschen in den selbstgewählten Tod.[47]

Im 16. Jahrhundert fordern die Jahre der Glaubensspaltung weitere Opfer. Viele Menschen wissen nicht mehr, an welchen religiösen Normen sie sich orientieren sollen, oder treten zur anderen Konfession über und bekommen Sünden vorgehalten, die sie nach Ansicht der vorigen Glaubensrichtung nicht begangen haben. Astrologen wie Nostradamus und der Franzose Richard Roussat verunsichern ihre Zeitgenossen mit Prophezeiungen und Visionen zusätzlich. Henri de Fines sagt für 1524 die Sintflut voraus. Nostradamus berechnet für das Jahr 1564 eine verhängnisvolle Planetenkonstellation, die das Ende der Welt bedeuten könnte.[48]

Die Renaissance ist eine Zeit, in der die gesellschaftlichen Bindungen des Menschen allmählich schwächer werden. Kaufleute wehren sich gegen die Zwänge der Zünfte und Gilden und fordern mehr Entscheidungsfreiheit. In der Einrichtung seiner Wohnung, der Wahl seiner Lektüre und dem Testament, das er am Ende seines Lebens aufsetzt, zeigt der Renaissance-Mensch, daß er ein unverwechselbares, einzigartiges Individuum ist. Mit dem Aufstieg des Individualismus verliert der einzelne gleichzeitig die Möglichkeit, sich auf gesellschaftliche und religiöse Normen zu stützen. Wenn er zweifelt, kann er sich nur selbst helfen – oder sich das Leben nehmen. Die Humanisten stellen das über Jahrhunderte angesammelte, als verbürgt geltende Wissen und die traditionellen Wertvorstellungen in Frage. Einsam und oft mittellos vertiefen sich die Gelehrten in ihren Dachkammern in die Erforschung des heliozentrischen Weltbilds und der antiken Künste und Literatur. Der heldenhafte Freitod der Stoiker gilt den Humanisten als Vorbild. Wenn sie ihre Zweifel und ihre Einsamkeit nicht mehr ertragen können, folgen die Gelehrten nicht selten dem Beispiel Senecas und Catos des Jüngeren.[49]

In der Frühen Neuzeit wird der Erfolg seiner Geschäfte zur Lebensvoraussetzung des Kaufmanns. Wenn ein Unternehmen sich gegen die Konkurrenz nicht durchzusetzen vermag, wenn ein Sturm auf hoher See eine Schiffsladung oder ein Krieg die Investitionen im Ausland vernichten, ist der Geschäftsmann auf sich selbst gestellt. Gilden und Zünfte bieten anders als im Mittelalter nur noch selten Hilfe. Staatliche Kontrollen des Wirtschaftslebens gibt es noch nicht. Verschuldete Kaufleute haben die Wahl zwischen dem Verlust ihrer Ehre durch die Inhaftierung im Schuldgefängnis und dem Freitod. Das englische Schuldrecht gibt dem Gläubiger fast unumschränkte Macht über das Eigentum und die Freiheit seines Schuldners. In den Gefängnissen wird mit zweierlei Maß gemessen. Wem es gelingt, die Wärter zu bestechen, kann auch hier in Luxus leben. Wenn die Bezahlung stimmt, können sich Häftlinge opulente Gelage und die Dienste einer Prostituierten gönnen. Wer mittellos ist, zerbricht an der Erniedrigung oder stirbt früher oder später an Krankheit.[50]

Im 17. und 18. Jahrhundert ist der Freitod die einzige Möglichkeit, den Demütigungen in den Schuldgefängnissen zu entgehen; im 19. Jahrhundert wird die Selbsttötung nach dem Geschäftsruin zur Ehrenpflicht des Kaufmanns.

1720 kommt es in Paris und London zur ersten Finanzkrise der Neuzeit. Im Sommer des Jahres steigen die Aktienkurse der mit der Karibik handeltreibenden South Sea Company in schwindelerregende Höhen. Im August platzen die Spekulationen. Der Wert der Aktien fällt ins Bodenlose. Unzählige Privatinvestoren, Ladenbesitzer, Kaufleute, Grundbesitzer, Handwerker und Dienstboten hatten sich an den Spekulationen beteiligt und riesige Gewinne erwartet. Jetzt sind sie bankrott. Allein in London steigt die Zahl der Selbsttötungen von 27 Fällen 1720 auf 52 im darauffolgenden Jahr. In einer einzigen Januarwoche nehmen sich sechs Menschen in der englischen Hauptstadt das Leben.[51]

Besonders auffällig an der Geschichte des Freitods in der Frühen Neuzeit ist die hohe Zahl an Kindern und Jugendlichen, die Hand an sich legen. Zwischen 1541 und 1799 liegt ihr Anteil an allen Selbsttötungen in England bei 33 Prozent. Besonders häufig nehmen sich die Zehn- bis Vierzehnjährigen das Leben. Der Grund: Während des 17. und 18. Jahrhunderts geben immer mehr Familien ihre Kinder zu Handwerksmeistern in die Lehre oder

»verkaufen« sie als Dienstboten. Oft werden die Jugendlichen von ihren Herrn mißhandelt und streng bestraft. Die Züchtigung mit dem Lederriemen gehört zu den täglichen Erfahrungen eines Lehrlings. Mädchen nehmen sich oft das Leben, wenn sie von ihren Herrn vergewaltigt und geschwängert werden. Aber auch die strenge Erziehung im Elternhaus treibt Kinder in den Selbstmord. »1729 erhängt sich ein Junge aus Angst, von seinem Vater verprügelt zu werden, weil er seinen Bruder mit einem Stück Glas beworfen hat«, berichtet Georges Minois. »Ein anderer tötet sich, weil er einen neuen Hut verloren hat und sein Vater ihm gedroht hatte, ihn in einem solchen Fall totzuprügeln.«[52]

Während der Französischen Revolution nimmt der politische Selbstmord wieder zu. Die politische Instabilität führt zahlreiche Menschen aus Angst vor Verfolgung, Folter und Ermordung durch die Guillotine dazu, den selbstbestimmten Tod zu wählen. Die entsetzlichen Haftbedingungen und die Androhung von Folter haben schon vor der Revolution Häftlinge in den Tod getrieben. Sie schlagen sich an den Wänden ihrer Zellen den Schädel ein oder schneiden sich die Kehle durch. Die Obrigkeit setzt alles daran, die Selbsttötungen in den Gefängnissen zu verschleiern, da sie eine Form des politischen Protests darstellen.[53] Die Literatur der Revolutionäre macht den politischen Freitod schließlich zur »Modeerscheinung«. Sie erinnert an die heldenhaften Selbstmorde in der antiken Politik. André Chénier schreibt über Caius Gracchus und Brutus, Sobray widmet sich Themistokles, andere Autoren nehmen sich des Freitods von Julius Cäsars Gegner Cato an. Am

25. September 1792 erklärt Jean Paul Marat auf der Tribüne des Nationalkonvents seine Bereitschaft, sich der Wut politischer Gegner durch die Selbstentleibung zu entziehen. Vor den Augen seiner Politikerkollegen drückt sich Marat dabei eine geladene Pistole an die Schläfe. Ein Jahr später wird der Arzt, Schriftsteller und politische Fundamentalist von Charlotte Corday im Bad erstochen.[54]

Die Menschen der Frühen Neuzeit bevorzugen es, sich zu ertränken. In Berlin bringen sich zwischen 1781 und 1786 insgesamt 239 Menschen um: 53 davon wählen das Erhängen, vier erschießen sich, acht schneiden sich die Kehle durch. Insgesamt 136 Menschen ertränken sich hingegen in der Spree oder im Wannsee. In Paris nehmen sich zwischen 1795 und 1801 274 Menschen das Leben: 249 springen in die Seine. Nur 25 wählen eine Pistole, den Sturz aus dem Fenster oder den Strick.[55] Einzelne Stellen am Ufer der Seine üben dabei eine besondere Anziehungskraft auf die Sterbewilligen aus. Viele gehen am Pont de Sèvres und am Quai des Invalides ins Wasser. Die meisten ersäufen sich in ihren besten Kleidern. Der Brite Richard Cobb weiß nach seiner Rückkehr von einer Frankreichreise zu berichten: »Diese Koketterie ging soweit, daß man sogar an die Accessoires dachte wie Spitzenmanschetten, Handschuhe, breite und bunte Krawatten, gesticktes Jabot und Stulpenstiefel.«[56] Wer sich nicht in einem Gewässer ertränkt, nimmt sich vorzugsweise zu Hause, im Krankenhaus oder im Gefängnis das Leben.[57]

Besonders in England hinterlassen zahlreiche Selbstmörder einen Brief an die Polizei, worin sie die Motive für ihren Suizid darlegen. Die Notizen sollen die Aufklärung des Todesfalls erleichtern. Als Dank für das Entgegenkommen revanchiert sich die Gesellschaft mit einem christlichen Begräbnis. Die britische Presse stürzt sich auf diese Schreiben der Selbstmörder. Die Veröffentlichung der Beweggründe der Verzweifelten macht den freiwilligen Tod zu einer nachvollziehbaren Entscheidung. Der Suizident scheint nicht länger von bösen Mächten irregeführt zu sein. Die Leserschaft gewöhnt sich an die Selbstmordmeldungen und nimmt den Suizid als eine alltägliche Erscheinung wahr.[58]

In allen europäischen Ländern häufen sich die Selbstmorde zwischen April und Juli. Statistiken aus dem frühen 19. Jahrhundert belegen, daß sich in Berlin 36,9 Prozent aller Selbstmörder im Frühjahr das Leben nehmen. In Paris sind es 42 Prozent, in ganz Frankreich 39 Prozent. »Der Frühling, die Jahreszeit der Verliebten, ist die Zeit der großen Frustrationen, auch die Zeit der Krankheiten, die über den vom Winter und der Fastenzeit geschwächten Organismus hereinbrechen«,[59] erklärt Georges Minois.

Im Adel entwickelt sich der Freitod während des 18. Jahrhunderts zu einer Modeerscheinung. Das morbide Gesellschaftsspiel folgt eigenen Regeln: Ein Adeliger hinterläßt seiner Frau, seinen Eltern oder seiner Geliebten einen Abschiedsbrief. Die Hinterbliebenen können sich bei der Lektüre der letzten Zeilen immer wieder an ihrer eigenen Trauer ergötzen. Mitglieder des ersten Standes stürzen sich in ihren eigenen Degen, erstechen sich mit dem Dolch oder erschießen sich. Der Tod durch den Strick wird zutiefst mißbilligt. In *A Full Inquiry into Suicide* veröffentlicht der Brite Charles Moore 1790 den Kommentar eines Gentleman zum Freitod eines Standesgenossen durch Erhängen: »Welch erbärmliche Vulgarität, das Erhängen zu wählen! Ich hätte ihm verziehen, wenn er sich eine Kugel durch den Kopf gejagt hätte.«[60] James Tilson macht sich einen Spaß aus den Selbstmordvorlieben der Oberschichten. In der Zeitschrift *World*, No. 1793, schaltet er am 9. Oktober 1756 eine ironisch gemeinte Anzeige für ein Selbstmordasyl. Den Damen bietet der Unternehmer »ein bequemes mit Marmor ausgekleidetes Bad«, an, »das von den reinsten Quellen gespeist wird. Hier kann sich der Patient [sic] mit der größten Eleganz und Intimität ertränken ... Für Anwälte, Händler und Handwerker, die keinen Sinn für die edleren Ausgänge aus dem Leben haben, habe ich einen langen Raum, in dem eine Reihe von Halftern an einem Balken befestigt sind. Die Schlingen sind bereits gebunden.«[61]

## Die englische Krankheit

Zahlreiche Reisende aus Deutschland, Frankreich, den Niederlanden Italien oder Spanien besuchen während des 18. Jahrhunderts die britischen Inseln. Nach ihrer Heimkehr erzählen sie, daß Selbstmorde in England außergewöhnlich häufig vorkommen. Während ihres Aufenthalts in London haben sie in Tageszeitungen und literarischen Wochenschriften fast täglich von aufsehenerregenden Selbstmordfällen gelesen. Der Suizid wird als die »englische Krankheit« bekannt. George Cheyne veröffentlicht 1733 *The English*

*Malady, or a Treatise of Nervous Diseases of all Kinds.* In seiner Studie erklärt der Mediziner die Häufigkeit des Selbstmords auf den britischen Inseln mit der weiten Verbreitung atheistischer Glaubensvorstellungen ebenso wie mit dem ewigen Regen und Nebel im Königreich. Durch das frische, feuchte und unbeständige ozeanische Klima setzen sich bei den Briten Wassertröpfchen in den Fasern des menschlichen Körpers fest. Seele und Körper verlieren dadurch ihre Festigkeit. Die Engländer werden schwermütig und depressiv und nehmen sich schließlich das Leben. Sechs Jahre später stellt Voltaire die Behauptung George Cheynes in Frage. Dürften die Pariser Zeitungen genauso frei über alles berichten wie die Presse im Vereinigten Königreich, erklärt der Philosoph, dann würde Frankreich Großbritannien den Rang streitig machen, das Land mit der größten Selbstmordrate zu sein. Der Artikel zum Thema »Suizid«, der 1797 in der dritten Ausgabe der *Encyclopedia Britannica* erscheint, bestätigt die Auffassung des französischen Philosophen. Der Ruf der britischen Inseln, Heimat des Selbstmords zu sein, beruhe »nicht darauf, daß das Verbrechen in England häufiger vorkommt als in anderen Ländern, sondern auf dem Brauch der Zeitungen, jeden Selbstmord zu veröffentlichen, dessen sie habhaft werden können«.[62]

Im Duell findet der Adel eine Ersatzhandlung für die direkte Selbsttötung. Wenn es die Ehre eines Mannes erfordert, ist er bereit, auf Leben und Tod um sie zu kämpfen. Der Beleidigte darf die Waffen wählen und die Regeln festsetzen. Ein Zeuge sorgt dafür, daß die

Abmachungen bei den Fehden im Morgengrauen auch eingehalten werden. Vor allem in der Armee – traditioneller Berufsweg der jüngeren Söhne adeliger Familien – dient das Duell dazu, Meinungsverschiedenheiten auszutragen. Auch der Hochadel schreckt vor dem blutigen »Spiel« nicht zurück. 1778 stehen sich der Bruder des französischen Königs, der Graf von Artois, und der Herzog von Burgund gegenüber. In England schlagen sich die Lords George Germain und Stormont, der Herzog von Grafton, Graf Sherbourne und Vizgraf Townshend.[63] Das Duell bietet dem Adel zwar die Möglichkeit, das eigene Leben aufs Spiel zu setzen und sich töten zu lassen, wenn der Mut zur Selbsttötung fehlt; Kirche und Staat sind jedoch nicht gewillt, den ersatzweisen Selbstmord ungestraft durchgehen zu lassen. Auf die Straffreiheit, die das Mittelalter den Kreuzfahrern gewährte, kann sich der frühneuzeitliche Duellant nicht berufen. In Frankreich stellt der *Code des Seigneurs hauts-justiciers et féodaux* das Duell 1786 sogar unter Todesstrafe. Die Güter der Duellanten werden konfisziert. Im Zweikampf Getöteten wird das christliche Begräbnis verweigert. Auch die Philosophen der Aufklärung ächten das Duell: Der Baron d'Holbach vergleicht es mit einem Menschenopfer und setzt es den Verbrechen der Inquisition gleich.[64]

Der Selbstmord eines Adeligen wird in der Frühen Neuzeit – wie schon im Mittelalter – mit anderen Maßstäben bewertet als der eines einfachen Mannes. Tötet sich ein Mitglied des Adels oder des Klerus, stellen Ärzte und Richter regelmäßig »Wahnsinn« als Todesursache fest. Der Selbstmörder gilt als nicht zurechnungsfähig und wird christlich bestattet.[65]

Der anonyme Autor eines satirischen Artikels in der Zeitschrift *Connoisseur* schreibt 1755:

> *»Ein mittelloser armer Hund, der nicht genug Geld für die Bestattung hinterlassen hat, mag vielleicht vom Friedhof ausgeschlossen werden, aber Selbstmord durch eine Pistole mit vornehmem Ziergriff oder einen Degen mit pariserischem Heft qualifiziert den artigen Besitzer für einen plötzlichen Tod und verleiht ihm das Anrecht auf ein prunkvolles Begräbnis und ein seine Tugenden zur Schau stellendes Denkmal in der Westminster Abbey.«*[66]

Lord Byron bestätigt die Kritik des unbekannten Satirikers zu Beginn des 19. Jahrhunderts. In *Don Juan* kommentiert er die Selbsttötung Premierminister Robert Stewart Viscount Castlereaghs 1824 mit den Worten:

> *»Über die Art seines Todes muß nicht viel gesagt werden, außer daß wenn sich ein armer Radikaler wie Waddington oder Watson die Kehle durchgeschnitten hätte, man ihn an einer Straßenkreuzung mit dem üblichen Zubehör des Pfahls und des Holzhammers begraben hätte. Der Minister jedoch war ein eleganter Irrer – ein sentimentaler Selbstmörder –, er schnitt sich lediglich die »Karotide« [die Halsschlagader; A.d.V.] durch. (Gesegnet sei unsere Bildung!) Und oho! Natürlich auch das Historienspiel in der Abbey! Und die Zeitungen schrien die Silben des Schmerzes in die Welt hinaus.«*[67]

Die Entschuldigung der Selbsttötung von Adeligen nimmt bisweilen groteske Züge an. Am 5. April 1610 stürzt sich die Tochter von Lord Mordaunt aus einem Fenster ihres Elternhauses. Sie überlebt den Sturz und versucht einige Tage später, sich zu ertränken. An den Folgen dieses Selbstmordversuchs stirbt sie kurz darauf. Für die einberufene Jury handelt es sich bei der Selbsttötung der jungen Adeligen um einen natürlichen Tod. Sie weigert sich, den Zusammenhang zwischen dem Tod und den Selbstmordversuchen anzuerkennen.[68] Beim Grafen von Bath wird 1701 festgestellt, daß ein Pistolenschuß sich unglücklicherweise von selbst gelöst hat.

Kleriker und Adelige sind sowohl von den weltlichen als auch von den kirchlichen Strafen für den Selbstmord praktisch ausgeschlossen. In Frankreich wird im 17. Jahrhundert keine einzige Leiche eines adeligen Selbstmörders hingerichtet. Im Umgang mit dem Suizid herrscht eine erbarmungslose Klassenjustiz.[69] Während im England des 16. und 17. Jahrhunderts 99 Prozent der Dienstboten und Lehrlinge, 94 Prozent der Bauern und 93,5 Prozent der Handwerker des Selbstmords angeklagt und für schuldig befunden werden, werden 67,2 Prozent der verurteilten Adeligen für geisteskrank erklärt und somit entschuldigt. »Falls man daraus nicht gewagte Schlüsse auf die geistige Gesundheit des Adels ziehen will, läßt sich nur die Ungerechtigkeit der Urteile feststellen«,[70] kommentiert Georges Minois die politische Justiz.

Selbstmörder aus dem einfachen Volk werden nicht freigesprochen. Ihre Leichname werden weiterhin mit mittelalterlicher Strenge geschändet und hingerichtet. An den Leichen von Verbrechern, gesellschaftlichen Außenseitern und durchreisenden Fremden vergeht sich die frühneuzeitliche Gesellschaft mit besonderer Grausamkeit. Wer dagegen fromm, gottesfürchtig und ein guter Nachbar ist, hat bisweilen die Aussicht auf ein christliches Begräbnis.[71] Von den Strafen ausgenommen sind manchmal auch Melancholiker und Irre sowie Menschen, die an »Senilität«, Furchtsamkeit, Kopfschmerzen, Ungarischem Fieber, der Pest oder anderen körperlichen Gebrechen leiden.[72]

Um der Öffentlichkeit die Sündhaftigkeit und ewige Verdammnis des Selbstmörders vor Augen zu führen, schreckt die Kirche vor keiner Grausamkeit zurück: Im französischen Château-Gontier vergiftet sich 1718 die sechzehnjährige Marie Jaguelin. Sie ist schwanger und nicht verheiratet. Die junge Frau wird zunächst ordentlich beerdigt. Als sich herausstellt, daß sie sich selbst getötet hat, wird ihre Leiche wieder ausgegraben und auf einem Weidengeflecht durch das Dorf geschleift. Anschließend schneidet der Henker vor der versammelten Dorfgemeinde den verwesten Körper auf und entnimmt ihm den Fötus. Das ungeborene Kind trägt keine Schuld am Vergehen seiner Mutter und wird auf dem Teil des Friedhofs beerdigt, der für ungetaufte Kinder reserviert ist. Marie Jaguelin wird zunächst an den Füßen aufgehängt und anschließend verbrannt.[73]

Die weltlichen Obrigkeiten haben ein großes Interesse daran herauszufinden, weshalb sich ein Handwerker oder eine Bäuerin umbringen. Bei der Befragung der Hinterbliebenen und Freunde der Selbstmörder schrecken die Richter auch vor Folter und Gewaltanwendung nicht zurück.[74] Angesichts der großen Zahl geschändeter und nachträglich hingerichteter Leichname von Selbstmördern aus dem einfachen Volk drängt sich die Frage auf, ob die Gerichtsbeamten den Angehörigen durch die peinliche Befragung nicht auch das Geständnis entlocken wollen, daß der Verstorbene geistig gesund gewesen und deshalb schuldig ist. Die Untersuchung eines Selbstmordfalls kann sich über Jahre hinziehen. Damit der Leichnam in der Zwischenzeit nicht verwest, wird er eingepökelt und in ein Faß gesteckt. Im französischen Quimper wird 1789 eine eingesalzene Leiche gefunden, die seit sechs Jahren auf ihre Hinrichtung wartet. In einem Faß in Saint Malo wird ein zwanzig Jahre alter Leichnam entdeckt.[75]

Der Entwicklung des Umgangs mit dem Suizid in der Medizin, im Strafrecht und der Philosophie steht während der Frühneuzeit die Einstellung des Volksglaubens zum Freitod gegenüber. »Auf dem Dorf« wird die zunehmend tolerante Einstellung der aufgeklärten Philosophen und Ärzte kaum rezipiert. Hier werden Menschen, die ihr Leben lassen, bis zum Ende des 18. Jahrhunderts nicht anders behandelt als Verbrecher, Kindsmörderinnen und uneheliche Kinder: Sie dürfen nicht in geweihter Erde bestattet werden. Wenn die kirchlichen Obrigkeiten eine Ausnahme machen – etwa weil der Selbstmörder an Melancholie oder Wahnsinn gelitten hatte – muß der Leichnam ohne das Geläut der Kirchenglocken »im Stillen« und nachts zwischen elf und zwölf Uhr beerdigt werden. Ein Grabstein wird dem Selbstmörder nicht zugestanden.[76] Bis ins 17. Jahrhundert wird der Leichnam im Rahmen eines »Eselsbegräbnisses« in den Wald geschleift oder unter dem Galgen verscharrt. Bis 1615 werden in Süddeutschland die Leichen von Selbstmördern in Sümpfen versenkt. Acht Jahre später wird zum letztenmal ein Leichnam in einem Faß in den Fluß geworfen.[77] Im Verlauf des 18. Jahrhunderts werden Stadtverwaltungen und Staatsbeamte darauf aufmerksam, daß ein verwesender und nicht ordentlich begrabener Leichnam eine Gefahr für die allgemeine Gesundheit darstellt. Die Leichen von Selbstmördern werden von nun an verbrannt. Einige Städte erlauben auch die Beerdigung auf ihren Friedhöfen. In Hamburg werden die Leichname von Selbstmördern auf dem Friedhof von Sankt Anna beigesetzt, der im Volksmund bald den Beinamen »Arme-Sünder-Kirchhof« erhält.[78] Am Ende des Ancien régime wird Selbstmördern in Frankreich auch deshalb ein kirchliches Begräbnis zuteil, weil die Polizei darauf achtet, daß die Öffentlichkeit nichts vom Freitod eines Mitmenschen erfährt. Anders als in England dürfen die französischen Zeitungen nicht über Selbsttötungen berichten. Pfarrer werden dazu gezwungen, die Leichen auf dem Friedhof zu beerdigen.[79]

Leichname von Selbstmördern werden im Jahrhundert der Aufklärung auf dem Galgenhügel oder im Wald eingescharrt. Zahlreiche Leichen verschwinden in den Seziersälen der Universitäten. Aufgrund der wissenschaftlichen Beschäftigung mit dem menschlichen Körper und der allgemeinen Begeisterung für die Anatomie herrscht im 18. Jahrhundert ein Mangel an Leichnamen. Leichenbestatter verdienen ihr Geld nicht mehr nur damit, daß sie den Sarg ins Grab hinablassen. Nachts graben sie auf den Friedhöfen die Toten wieder aus und verkaufen sie an Universitäten und frei praktizierende Chirurgen. Die wissenschaftliche Leichenschändung nimmt ungeheure Ausmaße an. Um Abhilfe zu schaffen, werden die Friedhöfe überwacht und die Leichname von Selbstmördern wissenschaftlichen Studien offiziell zur Verfügung gestellt.[80]

Weltliche und kirchliche Obrigkeiten können während der Frühen Neuzeit mit den Leichen von Selbstmördern machen, was sie wollen. Widerstand und Kritik der Bevölkerung brauchen sie nicht zu befürchten, denn der Volksglaube ist stark genug: In den Augen des einfachen Volks ist die Beerdigung eines Selbstmörders im Wald, in einem Sumpf oder unter dem Galgen wichtig, um Gefahren für die ländliche Gemeinschaft abzuwenden. Der Selbstmörder wird als Feind der Gesellschaft betrachtet, als Verräter im Dienst des Teufels, der den Zorn Gottes weckt. Für den Frevel straft Gott die ländlichen Gemeinschaften mit Ernteschäden, Viehseuchen, dem Tod neugeborener Kinder, Sturm und Hagel. In der Augsburger Kölderer Chronik heißt es über den Freitod eines namentlich nicht bekannten Mannes:

> *»Alls er begraben wardt kam dergleichen Unwetter mit schröcklichem Windt und Platzregen widerumg. Ja seer trauig Wetter wartt biß in ausgehenden Monat.«*[81]

Die Menschen der Frühen Neuzeit wissen, daß die Zahl der Selbstmorde in Kriegszeiten und in den Jahren schlechter Ernten steigen. Was sie nicht wissen können, ist die Tatsache, daß die steigenden Selbstmordraten eine Folgeerscheinung dieser Krisen sind – nicht ihre Ursache.

Weil der Selbstmörder als Feind der Gesellschaft gilt, muß er durch das Eselsbegräbnis rituell von der Gemeinschaft getrennt werden. Auf diese Weise hoffen die Menschen, auch die Wut Gottes zu beschwichtigen. Um bei der Abwendung von Unwettern und Ernteschäden auf Nummer Sicher zu gehen, werden in den katholischen Kirchen Süddeutschlands außerdem Wetterkerzen angezündet.

Für besonders frevelhaft hält die ländliche Gesellschaft die Selbsttötung einer Frau. Ihr Selbstmord wird als eine besondere Gefahr für den Fortbestand der bäuerlichen Gesellschaft angesehen.[82]

Fazit: Die Frühe Neuzeit entdeckt den Zusammenhang zwischen Wahnsinn und Selbstmord. Weil er die Selbsttötung auf medizinische und psychologische Ursachen zurückführen kann, ist der frühneuzeitliche Mensch dazu bereit, den Suizid als eine weltliche Angelegenheit aufzufassen. Zwischen Reformation und Französischer Revolution verliert die Selbsttötung allmählich das Stigma eines religiösen Frevels. Die Philosophen der Aufklärung betonen die Freiheit und die Würde des Menschen. Sie sind zwar nicht dazu bereit, den Selbstmord nachzuvollziehen, fordern aber Mitleid und Nachsicht statt drakonischer Strafen für die, die Hand an sich legen. Die Entdeckung des Wahnsinns als Ursache der Selbsttötung und das liberale Klima des 18. Jahrhunderts entreißen den Suizid der moralischen Zuständigkeit der Kirche und übergeben ihn der Verantwortung der Mediziner. Damit schafft das Jahrhundert der Aufklärung die Grundlagen für den Umgang mit dem Freitod in den kommenden einhundert Jahren. Gleichzeitig bestehen jedoch in den unteren Schichten der Gesellschaft die Angst vor Strafen und damit die Verachtung des Freitods fort.

## *4. »Sterben! Was heißt das?« – Der romantische Suizid*

Weimar, 1774: Johann Wolfgang Goethe veröffentlicht ein Buch, mit dem er binnen Jahresfrist zum Helden der europäischen Jugend und zum Erzfeind von Pastoren, Pfarrern und Moralaposteln wird. Goethe ist 25 Jahre alt und steht unter dem Eindruck des Freitods Carl Wilhelm Jerusalems. In *Die Leiden des jungen Werther* setzt er seinem Studienfreund ein literarisches Denkmal. Wie Jerusalem auch, verliebt sich Werther in eine verheiratete Frau; wie der braunschweigische Legationssekretär sieht der schöngeistige Held des Romans im Freitod die einzige Lösung für seinen gesellschaftlichen Fauxpas und seine Leiden.[1]

In Briefen, auf die er keine Antwort erhält, teilt Werther seinem Freund Wilhelm seine Erlebnisse, Zweifel und schließlich seinen Entschluß mit, sich zu erschießen. Goethe eröffnet dem Leser des Romans nur die Ansichten und die Position seines Helden. Es gibt niemanden, der Werther von seiner Selbsttötung abhalten würde; das moralische Problem des

Freitods wird nicht zur Diskussion gestellt. Goethe fordert die uneingeschränkte Identifikation des Lesers mit Werther heraus. Sein »Freitod ist nur das unabwendbare Ende des vorgeführten Charakters«, behauptet die Goethe-Spezialistin Ingrid Engel.[2]

Bereits ein Jahr nach seiner Veröffentlichung in Deutschland erscheint der *Werther* in Frankreich. Bis 1797 wird er dort 17mal verlegt und fünfmal übersetzt. In England erscheint der Roman erst 1779. In Schaufenstern Londoner Buchhandlungen liegt das Buch neben Kupferstichen und Drucken, die Werther und seine geliebte Lotte darstellen. In Mrs Salmon's Wachsfigurenkabinett wird Lotte nachgebildet, wie sie Werther an dessen Grab betrauert. Der junge Naturliebhaber und Schöngeist wird zum berühmtesten Selbstmörder der Weltliteratur. In Italien, Frankreich, Holland, Skandinavien und England wird der Stoff ebenso aufgegriffen wie in Serbien und Rußland.[3] In Deutschland wird der Roman in einer billigeren, gekürzten Volksbuchfassung veröffentlicht und zu Bänkelgesängen verarbeitet. In den achtziger und neunziger Jahren des 18. Jahrhunderts lesen auch Garderobenmädchen, Kammerdiener und Kutscher den *Werther*. Wer sich das Buch nicht leisten kann, leiht es sich.[4]

Jeder gebildete und halbgebildete Mensch kann am Ende des Jahrhunderts der Aufklärung etwas mit dem Namen »Werther« anfangen. Napoleon Bonaparte liest den Roman siebenmal und nimmt ihn auf seinen Ägyptenfeldzug mit.[5] Die Wirkung des Romans ist außerordentlich. Der *Werther* wird zum Kultbuch.[6] Die Begeisterung für den Roman findet auch in Modetorheiten und schwärmerischen

Ortsbesichtigungen ihren Ausdruck. Im Frühjahr 1776 veranstalten Werther-Jünger eine mitternächtliche Prozession zum Grab Carl Wilhelm Jerusalems in Wetzlar.[7] Das Bildungsbürgertum kleidet sich »wertherisch«: Gelbe Westen, einfache, blaue Fracks, braune Stulpenstiefel und runde Filzhüte bestimmen das Straßenbild und die Salons. Junge Männer wollen so aussehen wie Werther, als er Lotte zum ersten Mal traf und als er sich erschoß. Frauen parfürmieren sich mit »Eau de Werther« und tragen das einfache weiße Kleid Lottes mit blaßroten Streifen an Ärmeln und Ausschnitt. Werther-Nippesfiguren zieren in jedem Haushalt von Stand die Kaminsimse und Anrichten. In China werden Werther und Lotte auf Porzellanvasen und Geschirr verewigt.[8]

Für zahlreiche Jugendliche wird Goethes Roman zur philosophischen Bibel. Werthers Weltanschauung dient als Maßstab ihrer eigenen Lebensführung.[9] Viele folgen dem Helden des Romans in den selbstbestimmten Tod: 1789 vergiftet sich in London die siebzehnjährige Eleanor Johnson. Sie verzweifelt an ihrer Liebe zu einem Schwarzen. Die Familie findet einen Liebesbrief im Stil Werthers an ihrem Sterbebett.[10] In Rußland verfaßt der sechzehnjährige Mikail Suskow zwei Jahre später *Ein russischer Werther.* Als er die letzte Zeile geschrieben hat, nimmt er sich auf die gleiche Weise wie sein Idol das Leben.[11] Besonders skandalös bringt sich ein anderer Werther-Jünger um, dessen Name nicht überliefert ist. Nachdem er sich rasiert, seine gelbe Weste und den blauen Frack angelegt hat, schlägt der junge Mann Goethes Roman auf Seite 218 auf – jener Stelle, an der sich Werther erschießt –, öffnet, um ein möglichst großes Publikum für seine Tat zu finden, die Tür seines Zimmers und schießt sich durch das rechte Auge eine Kugel in den Kopf.[12]

Das tödliche Werther-Fieber erregt den Zorn der kirchlichen Obrigkeiten. Dem Buch fehle jeder »sittliche Wert«; es sei schädlich für die Entwicklung der Jugend.[13] Pastoren und Pfarrer verdammen den Roman als »Lockspeise des Satans«.[14] Der Hamburger Hauptpastor, Melchior Goeze, fordert die weltliche Obrigkeit bereits ein Jahr nach Erscheinen des Romans zum Einschreiten auf:

> *»Wann können solche [Schritte der Obrigkeit gegen den Werther; A. d. V.] nöthiger seyn, als in unsern Tagen, da Apologien für den Selbstmord geschrieben werden, und einen ungestörten freyen Lauf haben, da gottlose Zeitungs-Recensenten solche verfluchungswürdigen Schriften anpreisen, die Selbstmörder als Tugend-Helden rühmen, und sie selig preisen.«*[15]

Goeze rennt mit seiner Forderung offene Türen ein. Noch im selben Jahr wird der Verkauf des *Werther* verboten.[16]

Um die Selbstmordwelle, die er ausgelöst hat, aufzuhalten, läßt Goethe seinen Helden bereits in der zweiten Auflage des Romans »Sei ein Mann, und folge mir nicht nach« aus dem Jenseits rufen. 1777 besucht Goethe einen jungen Mann, der ihm geschrieben hatte, er leide an der »Krankheit des Jahrhunderts«, und versucht ihn von seinen Selbstmordgedanken abzubringen.[17]

*Die Leiden des jungen Werther* legen die seelischen Qualen einer ganzen Generation offen. Der Roman bringt am Ende des 18. Jahrhunderts das zum Ausdruck, was tausende von jungen Menschen selbst nicht auszusprechen wagen. »Die Liebe, der Tod und die Unmöglichkeit der Verständigung unter den Menschen. Die unterdrückte Sinnlichkeit, die Tugend, das unausweichliche Schicksal, die Jugend und der Tod; alles, was Ende des Ancien régime die Gemüter erregte, fand eine Auflösung sowie einen poetischen und melancholischen Ausdruck in Werther, dessen Worte die europäische Jugend auswendig lernen sollte ... ›Sterben! Was heißt das? Siehe, wir träumen, wenn wir vom Tode reden.‹«[18] In den zwanziger Jahren des 19. Jahrhunderts beschreibt Tho-mas Carlyle den *Werther* als »Schrei des düsteren, tiefverwurzelten Schmerzes, unter dem alle gebildeten Menschen eines bestimmten Alters litten; er malte ein Bild des Elends; leidenschaftlich trug er die Anklage vor«.[19]

»Goethe hatte mit seinem ›Werther‹ nicht den Nagel auf den Kopf, sondern den Zünder an der Bombe getroffen«, bemerkt der Germanist Michael Lösch. »Die Wirkung der Werther-Briefe kam einer Explosion gleich.«[20] Diese Sprengkraft kann der Roman nur deshalb entfalten, weil die Leiden seines Helden die Gemütslage der Jugend in den siebziger Jahren des 18. Jahrhunderts widerspiegeln. Mit Hilfe des *Werther* trägt die junge Generation ihren Konflikt mit der Welt der Väter aus.[21] Ureigene Gefühle werden den Vernunftzwängen der Eltern gegenübergestellt, die in der rationalen Welt der Aufklärung aufgewachsen sind. Das Recht auf die freie Entfaltung der eigenen Persönlichkeit wird der zwanghaften Sorge der Elterngeneration um ihre gutbürgerliche Anständigkeit entgegengehalten.[22]

Der *Werther* bringt die »Krankheit zum Tode« zum Ausbruch, mit der sich die europäische Jugend bereits vor 1774 »angesteckt« hatte. Die politischen, gesellschaftlichen und kulturellen Zeitläufte am Ende des 18. Jahrhunderts schüren das Fieber zusätzlich. In den Kanzleien und Schreibstuben, an den Universitäten und den Gerichten der absolutistischen Staaten war während des 18. Jahrhunderts eine bürgerliche Mittelschicht zu Ansehen und Wohlstand gekommen. Durch den Handel zwischen den europäischen Staaten und ihren Kolonien in Übersee hatten sich weitere Aufstiegsmöglichkeiten ergeben. Zu Ende des Jahrhundert sterben in den Kriegen gegen das napoleonische Frankreich zahlreiche Männer aus dem Bürgertum auf den Schlachtfeldern Frankreichs und Rußlands für König und Vaterland. Als Anerkennung für ihren Patriotismus erhoffen sie sich politische Mitspracherechte. Der Wiener Kongreß macht ihre Erwartungen 1815 zunichte. Die Regierungsgewalt der Monarchen wird gestärkt; das Bürgertum wird aus der Politik ausgeschlossen. In der feudalen Gesellschaftsordnung ist kein Platz für die aufstrebende Mittelschicht. Sie wird zwischen Adel und Klerus zerrieben. »Warum sind Despoten da?« fragt Karl Moor in Schillers *Die Räuber*. »Warum sollen sich tausende und wieder tausende unter die Laune Eines [sic] Magens krümmen und von seinen Blähungen abhängen? – Das Gesetz bringt es so mit sich.«[23]

Die bürgerliche Mittelschicht zieht sich entmutigt

aus dem öffentlichen politischen Leben zurück. In Literatur und Kunst findet sie die Freiheit, die ihr im wirklichen Leben verweigert wird. »Ziel der romantischen Poesie war ... die Poetisierung des Lebens anstelle seiner Politisierung,«[24] bringt es die Literaturwissenschaftlerin Inge Stephan auf den Punkt. In Romanen, Novellen, Dramen und Gedichten kann das Bürgertum seine Wünsche, Leidenschaften und Weltanschauungen ausleben. Hier sind die Verhaltensweisen erlaubt, die in der feudal-absolutistischen Wirklichkeit nicht ausgelebt werden dürfen und können. Für den Mensch der Romantik ist dieses Ersatzleben nicht weniger real als sein bürgerliches Dasein. Zeitgenossen finden sich auch deshalb im *Werther* wieder, weil sein Held stellvertretend für sie an den Hierarchien der ständischen Gesellschaft zerbricht. Werther wird die Eingliederung in die Kreise der Gesellschaft verweigert, zu denen er aufgrund seiner Bildung eigentlich Zugang finden müßte. Als Bürgerlicher wird er aus einer adeligen Abendgesellschaft verstoßen. Zahlreiche seiner Zeitgenossen machen vergleichbare Erfahrungen.[25]

Doch nicht nur im *Werther* erscheint dabei der selbstgewählte Tod als einziger Ausweg aus gesellschaftlichen Zwängen. Die Helden von Schillers *Kabale und Liebe* – Ferdinand und Luise – vergiften sich, weil Fürst und Eltern die Liebe der beiden nicht zulassen. Der Rebell und Räuber Karl Moor stellt sich am Ende von Schillers Drama freiwillig der weltlichen Obrigkeit und nimmt damit seinen Tod in Kauf.[26] Goethe wie auch Schiller sind von der Selbstmorddiskussion ihrer Zeit beeinflußt, vor allem durch Jean-Jacques Rousseaus Überlegungen zum Freitod in *La Nouvelle Héloïse* und Gotthold Ephraim Lessings Selbstmorddrama *Emilia Galotti*, das sowohl in Carl Wilhelm Jerusalems als auch in Werthers Todeszimmer liegt.[27]

Goethe, Schiller und andere Schriftsteller des »Sturm und Drang« beschäftigen sich mit den »Nachtseiten der menschlichen Seele«, fordern den Menschen dazu auf, seinen Gefühlen freien Lauf zu lassen, und bringen ihm durch ihre Dramen und Romane den Freitod als Ausweg aus seiner gesellschaftlichen Zwangslage nahe.

Die Aufklärung hatte während des späten 17. und im 18. Jahrhundert der Vernunft die Vorherrschaft über die Gefühle des Menschen eingeräumt. Die Romantik nimmt sich der verkümmerten und verstümmelten Emotionen an. Zärtlichkeit, Sinnlichkeit, Empfindsamkeit sind die Schlagworte der Epoche. Der Mensch der Romantik beginnt, auf seine »innere Stimme« zu hören, ist gefühlsbetont und vergießt – auch als Mann – leicht Tränen. Die Romantik ruft den Menschen dazu auf, seine Emotionen anzunehmen, zuzulassen und auszuleben.[28] Der Kult, den die Stürmer und Dränger um die Empfindsamkeit treiben, eröffnet dem Menschen auch die Möglichkeit, sein Leben zu lassen, wenn er in einer Welt, die ihn nicht anerkennen will, seelisch zu sehr leidet.

Auch die Entdeckung der Abgründe der menschlichen Seele ist eine Reaktion auf die einseitige Betonung der Vernunft. In der Romantik reift die Erkenntnis, daß die Wissenschaft, die frühkapitalistische Wirtschaftsordnung und die politischen und gesellschaftlichen Verhältnisse des Zeitalters der

Vernunft zur Entfremdung des Menschen geführt haben. Der Zwang, sich der gesellschaftlichen Hackordnung zu unterwerfen, führt in den Augen der Romantiker zu Persönlichkeitsspaltungen, Doppelgängertum, Identitäts- und Realitätsverlust, Verfolgungswahn und Depression.[29] Dem Wahnsinnigen ist die Eingliederung in die Gesellschaft mißlungen. Die Romantiker beschäftigen sich mit den Wunsch- und Triebstrukturen, die den Verrückten antreiben; sie widmen sich Krankheit, Schwärmerei und Wahnsinn. Die Schauerromane Horace Walpoles, Mary Shelleys und Ann Radcliffes beschäftigen sich mit Vampirismus, Schizophrenie, Monstern und sexueller Gewalt. Beim Marquis de Sade finden sie ihre Vorlagen. In seinen Erzählungen treiben es Mönche mit den Leichnamen junger Mädchen; Väter öffnen die Gräber ihrer Töchter und schänden den Leichnam.[30] Friedrich Hölderlin, Novalis und Bettina von Arnim verklären den Wahnsinn als höheren Bewußtseinszustand und Grundlage des menschlichen Verstands.[31] In ihrer Beschreibung des Selbstmords Karoline von Günderodes erklärt Arnim, daß der Wahnsinn – und in der Folge die Selbsttötung – göttlicher Natur sei.

> *»Da steige der Geist hinauf aus der Verzweiflung in den heiligen Wahnsinn, insofern der höchste menschliche Erscheinung sei, wo die Seele alle Sprachäußerungen übertreffe, und führe der dichtende Gott sie ans Licht.«*[32]

schreibt von Arnim 1840 und beschönigt damit die psychische Krankheit, die ihrer Zeit als Ursache des Suizids gilt.

**Karoline von Günderode, * 11. Februar 1780, Karlsruhe – † 26. Juli 1806, Winkel**

1840, mehr als 30 Jahre nach dem Tod ihrer Freundin, thematisiert Bettina Brentano den tragischen Liebesfreitod Karoline von Günderodes in dem Roman »Die Günderode«. Die zurückhaltende, junge Dichterin aus Karlsruhe zerbricht an ihrer Liebe zu dem verheirateten Altertumswissenschaftler Friedrich Creuzer. Hunderte von Briefseiten füllen die beiden Liebenden mit Worten der Sehnsucht, Hingabe und Verzweiflung. Nur die letzte Konsequenz können sie nie ziehen – ein Zusammenleben. Creuzer beendet die Liebschaft brieflich. Nachdem sie den Brief gelesen hat, erklärt Karoline einer Freundin, sie wolle spazieren gehen. Am Ufer des Rheins bindet sie sich Steine an die Füße und sticht sich einen Dolch ins Herz, bevor sie ins Wasser geht.

Sowohl die Anerkennung des impulsiven Gefühlslebens als auch die Verherrlichung des Wahnsinns – für die Mediziner der Aufklärung wichtigste Ursache des Suizids – dienen dazu, die Weltsicht und das Selbstbild des Menschen der Romantik in einer Weise zu prägen, die den Freitod selbstverständlicher, weniger tabubehaftet und natürlicher erscheinen läßt. An der Wende vom 18. zum 19. Jahrhundert erfährt der Leser romantischer Literatur nicht nur, daß er seinen Gefühlen bis hin zur Selbsttötung freien Lauf lassen soll; die Literatur erklärt ihm auch, daß die psychischen Ursachen des Suizids keineswegs verwerflich, sondern vielmehr göttlicher Natur sind. Weil der Mensch der Romantik sein Leben ersatzweise in der Literatur führt, muß die Normalität, die dem Selbstmord in Dramen, Novellen und Gedichten zukommt, umso größere Wirkung auf ihn entfalten.

In der Gestalt Arthur Schopenhauers (1788–1860) gibt die Philosophie der Literatur Rückendeckung. In *Die Welt als Wille und Vorstellung* zeigt der Philosoph 1818 großes Verständnis für Selbstmörder. Schopenhauer fordert psychisch leidende Menschen geradezu dazu auf, den freiwilligen Tod als natürlichen letzten Schritt ihres Lebens zu vollziehen.

> *»Wenn in schweren, grausenhaften Träumen die Beängstigung den höchsten Grad erreicht, so bringt eben sie selbst uns zum Erwachen, durch welche alle jene Ungeheuer der Nacht verschwinden. Dasselbe geschieht im Traum des Lebens, wann der höchste Grad der Beängstigung uns nötigt, ihn abzubrechen.«*[33]

Für Schopenhauer ist der Suizid ein natürliches und willkommenes »Erleichterungsmittel«, mit dem sich Menschen der Entfremdung von der Welt und ihrer psychischen Qualen entziehen können. Melancholiker und Kranke kostet der Suizid nach Ansicht des Privatgelehrten so gut wie keine Überwindung. Sie »brauchen keinen Anlauf zu nehmen,« schreibt Schopenhauer, »sondern sobald der ihnen beigegebene Hüter sie auf zwei Minuten allein läßt, machen sie rasch ihrem Leben ein Ende.«[34]

Der Mensch lebt in einer grundsätzlichen Entfremdung von Natur und Kosmos, so Schopenhauer. Dadurch wird ihm sein Dasein unerträglich. Der Mensch »will das Leben, will des Leibes ungehindertes Dasein und Bejahung,« erklärt Schopenhauer, »aber die Verflechtung der Umstände läßt dieses nicht zu, und ihm entsteht großes Leid.«[35] Aus dieser Zwangslage versucht sich der Selbstmörder zu befreien. Mehr als seinen Körper kann er aber nach Ansicht Schopenhauers nicht zerstören. Nur durch den asketischen Hungertod lassen sich auch der Wille zum Leben und damit die Seele vernichten.[36]

Zeitgenossen liefert Arthur Schopenhauer eine philosophische Erklärung und Rechtfertigung dafür, weshalb sie ihrem Leben ein Ende setzen dürfen, wenn die moralischen Zwänge der Gesellschaft unerträglich werden, die Unterordnung unter die vorherrschende soziale und politische Ordnung nicht gelingt oder die Entfremdung von Mensch und Natur nicht länger auszuhalten ist. Verwerflich ist die Selbsttötung – nach Ansicht Schopenhauers – nur für Christen, die das Leiden für den wahren Lebenszweck halten. Weil der Selbstmord das von Gott verordnete Leid beendet, muß das Christentum den Suizid ablehnen. Die Leiche des Selbstmörders bestrafen zu wollen ist in den Augen Schopenhauers lächerlich. Lediglich ein Suizidversuch könnte bestraft werden – dann jedoch nicht, weil ein Mensch sich das Leben nehmen wollte, sondern weil ihm dies aufgrund seiner Ungeschicklichkeit nicht gelungen ist.[37]

Nur der gelungene Selbstmord gilt als ehrenvoll. Die Furcht, entdeckt zu werden, bevor der Tod eintritt, läßt viele Kandidaten vor der Selbsttötung zurückschrecken. 1834 wünscht sich Carl von Hohenhausen, »daß doch eine praktische Anleitung zum bequemen und sichern Selbstmorden existire [sic]. Selbst jetzt noch bin ich mir nicht einig. Aber dieses vorsichtige Grübeln vernichtet mir alle Erhebung.«[38] Am 20. März desselben Jahres will sich der junge Adelige am Ufer des Rheins erschießen, wird dabei gestört und muß seinen Versuch beschämt aufgeben.

> *»Der Mond schien hell, keine Seele ließ sich blicken, die Gelegenheit schien günstig. Nach einigen Haranguen an den Mond, an den Tod und zuletzt an den lieben Gott kniete ich nieder, nachdem ich zuvor fein säuberlich mein Taschentuch unter's Knie gelegt, bog mich nach dem Rheine zu, strich wohl weislich mein Hemd zurück, weil ich wußte, daß Leinwand bisweilen kugelfest ist, schloß die Wimpern, und – klapp schnappte der Hahn, die Funken sprühten von der Pfanne, und mit einer sehr fatalen Empfindung sah ich mich frisch und gesund. Ich schüttete das Pulver zurecht, schärfte den Stein, spannte – all' mein Blut strömte vom Herzen – drückte ab, das Pistol [sic] zollbreit vor der Brust, daß es nicht spränge, und war zum zweiten Male angeführt. – Mächtiger als je, bleischwer hing sich die erwachende Lebenslust jetzt an meinen Arm, als ich zum dritten Male das treulose Geschoß erhob … meine Hand bebte, doch mechanisch hob ich sie; noch ein Mal dasselbe Spiel. Es war, als*

*ob sich die Natur empörte gegen ihre Gesetze, um mich zu quälen; doch der Moment war zu kostbar, ich war so eigensinnig wie die Natur. Noch einmal knackte der Hahn, ich lebte.«*[39]

Als Hohenhausen es ein viertes Mal versuchen will, geht bei einem Turm in der Nähe ein Fenster auf. Er gibt auf und kehrt in sein Bett zurück. Am nächsten Morgen hat er »noch Mühe, [s]ein langes Ausbleiben und plötzliches Verschwinden mit einer angeblichen Poussage am Münsterplatze zu erklären«.[40]

Wie die Selbstmorde Heinrich von Kleists und Karoline von Günderodes zeigen, erleichtert die romantische Verklärung des Freitods Sterbewilligen den letzten Schritt. Im Frühjahr 1811 steht der Herausgeber der *Berliner Abendblätter*, Heinrich von Kleist, vor dem finanziellen Ruin. Er will sich umbringen – jedoch nicht alleine. Kleist lernt die schwer kranke Henriette Vogel kennen. Henriette ist von der Idee des Dichters, das Leben zu lassen, begeistert. Am 20. November reisen die beiden an den Wannsee, essen zusammen zu Abend und schreiben Abschiedsbriefe. Tags darauf trinken sie noch einen Kaffee und bezahlen ihre Rechnung. Am Ufer des Sees schießt Kleist seiner Freundin durch die Brust ins Herz, bevor er sich selbst durch den Mund eine Kugel in den Kopf jagt. In dem Abschiedsbrief an seine Schwester Ulrike schreibt er:

*»Ich kann nicht sterben, ohne mich zufrieden und heiter, wie ich bin, mit der ganzen Welt, und somit auch, vor allen andern, meine teuerste Ulrike, mit Dir versöhnt zu haben … die*

> *Wahrheit ist, daß mir auf Erden nicht zu helfen war … möge Dir der Himmel einen Tod schenken, nur halb an Freude und aussprechlicher Heiterkeit dem meinigen gleich.«*[41]

Nicht jeder stirbt mit der gleichen Heiterkeit wie der 34 Jahre alte Dichter. Die meisten nehmen sich aus Verzweiflung das Leben, protestieren mit dem selbstbestimmten Tod gegen die moralische Prüderie einer Gesellschaft, die es ihnen unmöglich macht, ihre Persönlichkeit zu entfalten. Obwohl das kulturelle und geistige Klima an der Wende vom 18. zum 19. Jahrhundert dem Selbstmord gegenüber freizügig eingestellt ist, kann die Mehrzahl der Selbsttötungen nicht als wirklich freie Handlungen verstanden werden.

## 5. SOZIOLOGIE DES FREITODS – VIKTORIANER TÖTEN SICH SELBST

In den frühen Morgenstunden des 1. Januar 1861 öffnet Charlie Sudds die Tür seines Zimmers im Londoner Southwark und ruft: »Fröhliche Weihnachten und ein glückliches neues Jahr!« Dann schießt sich der 53jährige Mechaniker eine Kugel in den Kopf. Es sind nicht gesellschaftliche Isolation und Einsamkeit, die Sudds in den Tod treiben – den vorhergehenden Abend hat der Handwerker mit seiner Familie gefeiert. Grund ist vielmehr Sudds

Verlust seines Arbeitsplatzes in der letzten Dezemberwoche.

Kurz vor Mitternacht des 26. Juli 1861 nimmt sich James Mason im Haus seines Dienstherrn in Piccadilly das Leben. An diesem Tag hatte Lord Ashburton seinen Kammerdiener wegen Alkoholproblemen entlassen. Mason ist ein stiller, zurückhaltender Mann. Da er in London weder Familie noch Freunde hat, kann er sich mit niemandem über seine verzweifelte Lage austauschen. Der Diener erhängt sich am Gestell seines Betts.[1]

Im Verlauf des nächsten Jahres geht der mittelständische Druckereibetrieb George Dewings bankrott. Der Kaufmann aus der City of London schreibt einen Abschiedsbrief an seine Frau und vergiftet sich mit Zyanit. Er kann den Ehrverlust, den der Geschäftsruin mit sich bringt, nicht ertragen.

Mason, Dewing und Sudds werden durch wirtschaftliche Schwierigkeiten und gesellschaftliche Isolation zum Selbstmord veranlaßt. Somit ist ihr Tod prototypisch für viele Suizide im 19. Jahrhundert. In dieser Epoche legen die meisten Selbstmörder mit den Gegenständen Hand an sich, die ihnen aus ihrem Berufsleben vertraut sind. Soldaten erschießen sich mit ihrem Gewehr, Metzger greifen zum Messer, Fotografen vergiften sich mit Zyanit, Kupferstecher mit ätzenden Säuren. Die Rasierklinge und der Strick sind ebenso gebräuchlich wie der Tod durch Ertränken. Dienstboten, die sich erhängen wollen, stehen in der Regel nur das Gestell ihres Bettes oder die Wasserleitungen auf der Toilette zur Verfügung.[2] Frauen ertränken sich in Teichen, Flüssen oder in den Kanälen der entstehenden Industriestädte. Aus Romanen erfahren sie die besten Plätze für den Gang ins Wasser: die Seine, die Themse zwischen Westminster Bridge und London Bridge, den Regent's Canal und die Londoner Docklands. Mit dem Ausbau des Eisenbahnsystems entstehen auch die großen Kopfbahnhöfe. Sie sind umgeben von Hotels und den schäbigen Quartieren der Eisenbahnarbeiter und Träger. In diesem Umfeld nehmen sich Menschen genauso das Leben wie in den Dienstbotenkammern in den besseren Wohngegenden. Von Orten, an denen immer wieder Selbstmorde begangen werden, geht ein gewisser Ansteckungseffekt aus. Besonders hohe Gebäude üben eine große Anziehungskraft auf Selbstmörder aus. In London stürzen sich die Sterbewilligen von der Galerie der St. Paul's-Kathedrale oder dem Monument.[3] Man nimmt sich vorzugsweise am Dienstag zwischen acht und zehn Uhr morgens das Leben. Im Februar und im September ist die Zahl der Selbsttötungen am größten.[4]

Insgesamt bringen sich im 19. Jahrhundert rund drei- bis viermal so viele Männer um wie Frauen. Während sich Männer mit steigendem Alter immer öfter das Leben nehmen, häufen sich Selbstmorde bei Mädchen während der Pubertät und bei Frauen in den Wechseljahren.

Der Ausbau der Industrieanlagen und Fabriken bietet den 25- bis 45jährigen die besten Arbeitsmöglichkeiten und die höchsten Löhne. Wenn ihre körperliche Stärke und Ausdauer nachlassen, müssen ältere Männer geringer bezahlte Hilfsarbeiten verrichten. Sie verdingen sich als Straßenkehrer oder Lumpensammler. Wirtschaftskrisen und schlechte Ernten treiben die Zahl der Selbsttötungen in die Höhe. Als in Irland wegen der verregneten Sommer in den vierziger Jahren des 19. Jahrhunderts die Kartoffeln verfaulen und eine verheerende Hungersnot die Insel heimsucht, wandern nicht nur zahlreiche Menschen in die Vereinigten Staaten aus, viele nehmen sich in der Not und aus Hunger auch das Leben.[5] Ironischerweise legen zur gleichen Zeit in Frankreich zahlreiche junge Männer aus dem Bildungsbürgertum in Erinnerung an die Verklärung des Freitods in der Romantik Hand an sich. Sie wissen, daß ihre Selbsttötung am nächsten Tag in den Zeitungen stehen wird und der freiwillige Tod ein sicherer Weg aus der Anonymität in eine zweifelhafte Berühmtheit ist. In der Folge der Wirtschaftskrisen der sechziger und siebziger Jahre des 19. Jahrhunderts steigt die Zahl von Männern, die sich das Leben nehmen, nachdem sie ihren Arbeitsplatz verloren haben. Für ältere Frauen stehen immer noch Stellen als Kindermädchen oder Haushälterinnen offen.

Der Großteil der Selbstmorde ereignet sich allerdings nicht in den verelendeten, anonymen Arbeitervierteln von Paris, Berlin, Manchester oder London. In den Industriestädten bleiben sich die Menschen zwar fremd, wohnen auf beengtem Raum und ohne ausreichende Sanitäreinrichtungen zusammen; in den Städten ist jedoch auch die Aussicht, Arbeit zu finden, größer als auf dem Land. Arbeits- und Hoffnungslosigkeit spielen in ländlichen Provinzstädten, die bei der Industrialisierung nicht mithalten können, eine weitaus größere Rolle. Auch ledige Dienstmädchen bringen sich in den Städten nicht sofort um, wenn sie schwanger werden. In der unpersönlichen Atmosphäre der Stadt werden sie wegen ihres unehelichen Kindes nicht gleich geächtet. Auf dem Land jedoch treiben die Sorge um ihren guten Ruf und die prüden Sitten ledige Mütter eher in den Freitod.

Am häufigsten bringen sich während des 19. Jahrhunderts Soldaten, Angestellte in Wirtshäusern und Kneipen sowie Kaufleute um. Ihnen folgen Handwerker und Dienstleistungsberufe. Am unteren Ende der Statistiken befinden sich Seiler, Glaser und Arbeiter in der Metall-, Chemie-, Porzellan- und Papierindustrie. Bergleute und Bauern nehmen sich nur äußerst selten das Leben. Angehörige dieser Berufe werden durch ein engmaschiges soziales Netz aufgefangen. Der Zerfall zwischenmenschlicher Bindungen wirkt sich für sie weniger drastisch aus.[6]

Die Angst vor Arbeits- und Obdachlosigkeit treibt im 19. Jahrhundert Menschen genauso in den freiwilligen Tod wie der Verlust der Menschlichkeit in den großen Städten. Im Jahrhundert der Industrialisierung zerfallen allmählich die traditionellen Familienbande und die kleinräumigen sozialen Netze der Dörfer und Provinzstädte, die dem Menschen bis 1800 Hilfestellung bei der Bewältigung wirtschaftlicher und psychischer Krisen angeboten hatten.[7]

Im 19. Jahrhundert lösen sich auch die althergebrachten christlich-moralischen Werte und Normen mehr und mehr auf. Ludwig Feuerbach erklärt die Religion in *Das Wesen des Christentums* 1841 zu einer Projektion menschlicher Sehnsüchte und Wünsche auf ein frei erfundenes Wesen – Gott.[8] Mit *Die Entstehung der Arten durch natürliche Zuchtwahl* begründet Charles Darwin 18 Jahre später die Evolutionstheorie. Das Werk des englischen Naturwissenschaftlers greift die Lehre der Kirche an, für die der Mensch die Krone der Schöpfung ist. Das Christentum verliert zentimeterweise an Macht, dem Menschen bei der Bewältigung seelischer Krisen zu helfen. Zweifel und Unsicherheit treten an die Stelle der bisherigen religiösen Zuversicht. Der einzelne weiß nicht mehr, woran er sich orientieren soll. Der Glaube an Gott und die Vergebung der Sünden nach dem Tod hilft ihm nicht mehr, Niedergeschlagenheit und Verzweiflung zu überstehen. Besonders Angehörige akademisch gebildeter Schichten – Politiker, Professoren und Generäle – nehmen sich aus diesen Gründen das Leben. Künstler wie etwa Guy de Maupassant und Vincent van Gogh setzen ihrem Leben ein Ende, weil sie den Normenverlust und die Orientierungslosigkeit nicht ertragen konnten – und ein toter Gott ihnen keine Hilfe bot.

Selbstverständlich führen auch Ehekrisen, Vergewaltigung, der Verlust geliebter Menschen, Depression und andere psychische Krankheiten zum selbstbestimmten Tod. Eine immer größere Rolle spielt der Alkoholismus. Er verschlimmert die Auswirkungen bereits bestehender psychischer Krankheiten.[9]

Volksglaube und Religion diskriminieren den Selbstmörder zwar auch im 19. Jahrhundert noch;[10] die staatlichen Obrigkeiten sind jedoch darum bemüht, die strafrechtlichen Bestimmungen gegen den Suizid allmählich zu beseitigen. Das katholische Bayern tut 1813 mit der Abschaffung aller Gesetzesstrafen für den Selbstmord den ersten Schritt.[11] Das englische Parlament verbietet zehn Jahre später gesetzlich die Beisetzung eines Selbstmörders an einer Straßenkreuzung. Der Leichnam muß allerdings noch immer nachts zwischen neun und zwölf Uhr und ohne Totenmesse unter die Erde gebracht werden. Grundsätzlich hat jedes englische Gemeindemitglied ein Recht darauf, auf dem Friedhof seines Wohnorts beerdigt zu werden; erst die Verordnung von 1823 sorgt jedoch dafür, daß dieses Anrecht auch durchgesetzt werden kann.[12] Das Vermögen eines geistig gesunden Selbstmörders fällt zwar weiterhin an die Krone; auch aus diesem Grund erkennen Jurys und Gerichtsbeamte in den Folgejahren in den meisten Fällen auf psychische Unzurechnungsfähigkeit. Bis zur Abschaffung der Güterkonfiskation 1835 bilden die Buchstaben des Gesetzes somit nur noch leere Worte ab.[13] Schließlich wird ein Gesetz erlassen, das den Unterschied zwischen geisteskranken und zurechnungsfähigen Selbstmördern aufhebt.[14]

Die freizügigeren Gesetze erlauben es den Angehörigen eines Selbstmörders zwar, zu dessen Tat zu stehen. Die moralische Verachtung des Suizids durch die Gesellschaft verhindert in der Praxis jedoch weiterhin einen unbefangenen Umgang mit dem Freitod. Nimmt sich eine Tochter aus bürgerlichem Haus das Leben, so sind die Familien darum bemüht, die Selbsttötung zu verschleiern. Wenn bekannt wird, daß es in der Familie einen Fall von Geisteskrankheit gibt, ist der gute Ruf ruiniert. Der Versuch, einen Selbstmord zu vertuschen, entartet nicht selten zu einem grotesken Drama, das auch falsche Zeugen und bestochene Mitwisser einschließt. In Saint-Sulpice-de-Vallains bringt sich der junge Jean François Battais um. Seine Eltern hatten ihn aus dem Haus gejagt und fühlen sich schuldig für die Verzweiflungstat. Sie überreden den Pfarrer des Dorfs, den Jungen christlich zu beerdigen. Eine anschließend durchgeführte gerichtliche Untersuchung des Todesfalls deckt allerdings auf, daß die Eltern mit Brechstangen und Stöcken auf die Leiche eingeschlagen und sie im Wald aufgehängt hatten, um einen Mord vorzutäuschen.[15]

Manche Familien verfolgen mit der Verheimlichung eines Freitods auch finanzielle Interessen. Lebensversicherungen enthalten zu Beginn des 19. Jahrhunderts meist einen Absatz, der die Zahlung der Versicherungssumme im Falle eines Selbstmords ausschließt. Der Druck der Öffentlichkeit auf die Versicherer wird jedoch mit der Zeit so groß, daß die meisten Versicherungen die Summe an die Hinterbliebenen auszahlen – es sei denn, sie vermuten Betrug. Um Mißbräuche zu vermeiden und die Policen an die Abwicklungspraxis der Versicherungen anzupassen, schließen die meisten Verträge die Zahlung allmählich nur noch innerhalb einer kurzen Sperrfrist nach Vertragsabschluß aus.[16]

Während die europäischen Parlamente im Laufe des 19. Jahrhunderts einerseits die Bestrafung der Leiche eines Selbstmörders abschaffen und dafür sorgen, daß der Leichnam ordentlich bestattet wird, führen einige amerikanische Bundesstaaten (1879) und Großbritannien (1850) den versuchten Selbstmord als eigenes Verbrechen ein. Nun kann die Gesetzesmaschine dazu eingesetzt werden, bereits die Äußerung eines Selbstmordwunsches zu unterdrücken.[17] Wie schon die Verfolgung des Selbstmords selbst hängt jedoch auch die Bestrafung eines Suizidversuchs davon ab, ob Städte und ländliche Gemeinwesen über eine effektive Polizei verfügen. Bis zur Einführung der Metropolitan Police 1829 in London beauftragt die Stadtverwaltung Nachtwächter mit der Überwachung von Örtlichkeiten, an denen regelmäßig Selbstmorde verübt werden. Die Mitglieder der Humane Society patrouillieren nachts an den Teichen und Seen im Londoner Hyde Park. Schon in den vierziger Jahren des 19. Jahrhunderts werden in Manchester und London Menschen nach einem gescheiterten Selbstmordversuch verhaftet. In den Provinzen dauert es noch etwa fünfzig Jahre, bis die Polizeikräfte wirksam gegen Selbstmörder vorgehen können.[18] In London wird mehr als die Hälfte der Festgenommenen in die Besserungsanstalt Clerkenwell eingewiesen. Während der einwöchigen Haft werden die Insassen von einem Kaplan in ihrer christlichen Pflicht zu leben unterrichtet und in praktischen Lebensfragen beraten. Bis etwa 1880 scheint die religiöse Betreuung wichtiger zu sein als eine medizinische und psychiatrische Therapie. Nach ihrer Entlassung werden die Überlebenden zu Freunden oder Verwandten auf dem Land gebracht. Einigen wird eine neue Arbeitsstelle vermittelt, anderen wiederum wird die Auswanderung in die USA oder nach Kanada ermöglicht. Hoffnungslose Fälle werden in eine Irrenanstalt eingeliefert, in der sie von der Gesellschaft ferngehalten und nur in den seltensten Fällen ernsthaft behandelt werden. Für zahlreiche Mediziner sind Melancholie, manisch-depressive

Störungen und »Wahnsinn« ein schuldhaftes, unmoralisches Versagen. Menschen, die einen Selbstmord überlebt haben, behandeln sie mit »moralischen Beruhigungsmitteln« wie dem »Rotationsstuhl«, dem »Repressionssessel«, brutalen kalten Duschen und vorsätzlichen Verletzungen des Selbstwertgefühls und der Eigenliebe. Ein französischer »Psychiater« rät 1834 zur Behandlung von Selbstmordgefährdeten:[19]

> *»Wendet keinen Trost an, denn er ist unnütz. Seid nicht mit den Melancholikern traurig, eure Traurigkeit würde die ihre unterstützen. Versucht nicht, mit ihnen fröhlich zu sein, es würde sie verletzen. Viel Kaltblütigkeit und, wenn es nötig ist, Strenge. Eure Vernunft soll ihr Verhaltensmaßstab werden. Eine einzige Saite vibriert noch bei ihnen: die des Schmerzes. Seid mutig genug, sie anzurühren.«*[20]

**Vincent van Gogh, * 30. März 1853 Groot-Zundert bei Breda – † 29. Juli 1890 Auvers-sur-Oise**

»Was bin ich in den Augen der meisten? – Eine Null oder ein Sonderling oder ein unangenehmer Mensch.« Vincent van Gogh bemerkt 1888 das Befremden, das er bei anderen auslöst. Über seine Kunst versucht er, die Menschen zu erreichen. Er malt wie ein Besessener, raucht und trinkt exzessiv, um nicht denken zu müssen. »Als ich anfing, nachzudenken, statt zu versuchen, nicht zu denken – mein Gott, wie verzweifelt und mutlos war ich da,« schreibt er im Mai

1888. In dieser Zeit entstehen seine bekanntesten Werke, zum Beispiel »Boote am Strand« und »Sonnenblumen«. Im Dezember desselben Jahres bricht van Gogh zusammen. Er sieht Gesichter und hört Stimmen. Unter dem Eindruck dieser Halluzinationen schneidet er sich mit dem Rasiermesser ein Ohr ab und schenkt es einer Prostituierten. »Heben Sie diesen Gegenstand sorgfältig auf,« ist sein lakonischer Kommentar.

Obwohl er selbst die Tat als »Künstlerrappel« bezeichnet, geht er in eine Heilanstalt – 80 Nachbarn hatten mit ihrer Unterschrift bekundet, daß jemand wie er nicht frei herumlaufen dürfe. Trotz der Therapie werden die Anfälle schlimmer, halten bis zu einem Monat an. In diesen Phasen weiß der Maler nicht mehr, was er tut oder sagt. Todesfurcht packt ihn. Mehrmals versucht van Gogh, sich zu vergiften, um seinen Ängsten zu entkommen. Er schluckt Malfarbe und Lampenpetroleum, aber er bleibt am Leben.

Am 27. Juli 1890 malt er im Freien. Dann lehnt er seine Staffelei an einen Heuschober und feuert mit einer Pistole eine Kugel auf sich ab. Der Schuß verfehlt das Herz, die Erschütterung reißt ihn zu Boden. Er schleppt sich zu dem Gasthof, in dem er wohnt; drei Mal stürzt er, drei Mal rappelt er sich wieder auf. Schließlich erreicht er die Herberge. Seine Wunde wird versorgt. Dem Arzt, der um sein Leben kämpft, sagt er: »Nun muß ich's noch mal machen.« Doch das ist nicht nötig: Van Gogh stirbt um halb zwei Uhr morgens – während er eine Pfeife raucht.

Die brutalen Behandlungsmethoden der »Psychiater« ebenso wie die Bestrafung des Selbstmordversuchs setzen der Freiheit des Menschen, sein Leben zu lassen, auch im 19. Jahrhundert Grenzen. Die engstirnige Einstellung der Gesellschaft zur Selbsttötung beschneidet die Freiheit zu sterben zusätzlich. Die meisten Menschen haben vorgefertige Meinungen über den Selbstmord. In ihren Augen ist die Selbsttötung der letzte, verzweifelte Schritt von Unglücklichen, enttäuschten Liebenden, Verrückten oder Bankrotteuren.[21] Tageszeitungen, Romane, Balladen und Melodramen schildern jede Selbsttötung bis ins kleinste Detail. Die Presse trägt dazu bei, Selbstmordklischees in der Bevölkerung aufzubauen und zu verfestigen. Durch verfeinerte Methoden können Statistiker mehr Selbstmorde erfassen; die Öffentlichkeit gewinnt dadurch den Eindruck, daß die Zahl der Selbsttötungen ständig steigt. Erfundene Suizid-Geschichten sind bei Journalisten und Lesern genauso beliebt wie tatsächliche Selbstmordfälle. In Leihbibliotheken und den Büchersammlungen ihrer Dienstherrn können sich auch Zimmermädchen, Kutscher und Dienstboten Zugang zu den makabren Geschichten verschaffen. In Zeitungen und Pamphleten werden auch die wissenschaftlichen Erkenntnisse von Ärzten, Soziologen, Psychologen und Juristen veröffentlicht. Begriffe aus der medizinischen und psychologischen Fachsprache sind selbst dem ungebildeten Publikum vertraut. Nie war der Selbstmord öffentlicher als im 19. Jahrhundert.[22] Indem in der Presse laut darüber nachgedacht wird, was die zahlreichen Selbstmorde über den Zustand der Gesellschaft verraten,[23] wird die Abneigung gegen Selbstmörder zusätzlich geschürt. Wenn der Mensch des 19. Jahrhunderts nicht zugeben will, daß der Selbstmörder bittere Kritik am gesellschaftlichen, wirtschaftlichen und technischen Fortschritt übt, bleibt ihm nur die Möglichkeit, die Selbsttötung prinzipiell abzulehnen.

**Ludwig II. von Bayern, * 25. August 1845, Schloß Nymphenburg in München – † 13. Juni 1886, Berg am Starnberger See**

Keiner scheiterte so grandios wie er. Als er mit 18 Jahren zum bayerischen König gekrönt wird, ist er den Anforderungen seines Amts nicht gewachsen. Später verliebt er sich in seine Cousine Elisabeth, doch die beiden dürfen nicht zusammen kommen. Am politischen Rummel um Bismarcks Reichsgründung 1871 zerbricht der junge König schließlich. In seinen Märchenschlössern zieht er sich aus der Welt zurück. Weil seine Minister die Kosten für die Bauprojekte nicht mehr bewilligen wollen, entmündigen sie ihn und sperren ihn in Schloß Berg am Starnberger See ein. Von einem abendlichen Spaziergang am Tag nach seiner Inhaftierung kehrt der König nicht zurück. Spät nachts werden seine Leiche und der Leichnam seines Arztes und Begleiters, Obermedizinalrat Bernhard von Gudden, am Seeufer entdeckt.

Bis heute ist unklar, ob Ludwig II. von seinem Begleiter ermordet wurde oder ob der abgesetzte Wittelsbacher Selbstmord beging. Einer Aufklärung des Falls stehen viele Interessen entgegen. Profitieren doch sowohl die bayerische Tourismusbranche als auch das Haus Wittelsbach vom Mythos des Schwanenkönigs. Rund 1,3 Millionen Touristen besuchen jedes Jahr Ludwigs Lieblingsschloß Neuschwanstein und sichern so Bayerns Spitzenplatz als beliebtestes Reiseziel in der Bundesrepublik.

Die Wittelsbacher gewährten zum hundertsten Todestag Ludwigs zwar dem bayerischen Kriminaldirektor Wilhelm Wöbking Zugang zum geheimen Hausarchiv der Adelsfamilie, ob der Kriminaler jedoch eine faire Chance hatte, die wirklichen Todesumstände aufzudecken, bleibt dahingestellt. Der Beamte fand heraus, daß Ludwig II. aufgrund einer ›Psychose aus dem schizophrenen Formenkreis‹ Hand an sich legte. Vieles spricht für diese Freitod-Theorie. Bei seiner Festnahme soll der König gesagt haben: »Von der höchsten Stufe des Lebens hinabgeschleudert zu werden in ein Nichts – das ist ein verlorenes Leben, das ertrage ich nicht. Daß man mir die Krone nimmt, könnte ich verschmerzen, aber daß man mich für irrsinnig erklärt hat, überlebe ich nicht.« Auf Schloß Berg wurde der Vierzigjährige kurz darauf den entwürdigenden Verhältnissen eines Irrenhauses des 19. Jahrhunderts ausgesetzt – seine Minister ließen die Türklinken entfernen und Gucklöcher in die Wände bohren. Mag sein, daß sich der König im ersten Schock dagegen entschied, unter diesen Bedingungen weiterzuleben. Ebensogut könnte er jedoch auch auf Anordnung seines Kabinettchefs, Johann Freiherr von Lutz, ermordet worden sein. Die Wahrheit ist wohl auf ewig in den Wassern des Starnberger Sees versunken.

Im 19. Jahrhundert ändern sich auch die Einstellung zum Tod und das Gefühlsleben der Menschen in einer Weise, die der Freiheit des Freitods weitere Grenzen setzt. Durch die Fortschritte in der Medizin können mehr Krankheiten geheilt werden. Der tödliche Ausgang von vielen Erkrankungen kann zwar nicht verhindert, aber lange hinausgezögert werden. Da der Tod nun oft erst auf lange, unheilbare Leiden folgt, fürchten Menschen ihn immer mehr. Die jahrhundertealte Zwanglosigkeit im Umgang mit Sterbenden gibt es im Jahrhundert der Industrialisierung und der technischen und wissenschaftlichen Fortschritte nicht mehr. Da die meisten Kranken zu Hause sterben, erleben die Angehörigen das Leiden hautnah mit. Vor allem Ehefrauen, Töchter und Enkelinnen pflegen den Sterbenden, wobei sie gezwungen sind, ihn zu waschen, eiternde Wunden zu versorgen und die übelriechenden und schleimigen Aussonderungen des kranken Körpers zu entfernen. Krankheit und Tod werden allmählich zu etwas Ekelhaftem.[24] Da der Tod im 19. Jahrhundert abscheuerregend wird, wird auch der selbstgewählte Tod mit neuen Tabus behaftet. Die Furcht und die Verachtung, die die Gesellschaft für ihn empfinden, mischen sich mit Ekel und Abscheu.

Gleichzeitig werden die emotionalen Bande, die die Familien zusammenhalten, enger. Der Ehepartner, die eigenen Eltern, Kinder und Freunde werden zu den wichtigsten Bezugspersonen im Leben des einzelnen. Der Verlust dieser Menschen wird zur persönlichen Katastrophe. Der Selbstmörder verstößt nicht mehr nur gegen die Gebote des Staats und der Kirche; er bringt den Menschen, die ihm am nächsten stehen, unverzeihliche Schmerzen bei. Das 19. Jahrhundert entwickelt einen wahren Trauerkult. Angehörige schreien und heulen am Totenbett eines Verstorbenen. Frauen fallen in Ohnmacht. Nach der Beerdigung fasten die Angehörigen. Modemacher entdecken Schwarz als Farbe der Trauer. Um den Verlust leichter ertragen zu können, glaubt man bisweilen an die Fortsetzung der Liebe und der Freundschaften nach dem Tod.[25] In den Augen der Zeitgenossen schlafen die Toten nur. In ihrem Schlaf sehnen sie sich nach einem liebenden Herz und mitfühlenden Tränen.[26] Der Besuch auf dem Friedhof wird deshalb zum letzten Dienst der Hinterbliebenen an einem Toten. Zahlreiche Städte legen im 19. Jahrhundert neue Friedhöfe an. In Wien wird der Zentralfriedhof eingeweiht, in London der Highgate Cemetery, in Hamburg der Ohlsdorfer Friedhof. Die neuen Friedhöfe werden als weitläufige Parks mit schattenspendenden Alleen gestaltet, die zum Spazierengehen und längeren Verweilen einladen. Sonntags werden Familienausflüge zu den Totenackern unternommen.[27]

Manchmal besteht zwischen der Neuanlage von Friedhöfen und steigenden Selbstmordzahlen ein Zusammenhang. Der Wiener Weltausstellung von 1873 folgt ein Börsenkrach, der eine Selbstmordwelle auslöst. Im selben Jahr plant die Wiener Stadtverwaltung den Bau des Zentralfriedhofs. Wer sich, wie zahlreiche ruinierte Geschäftsleute oder die arme Arbeiterschaft, kein aufwendiges Grabmal leisten kann, wird hier in Massengräbern eingescharrt.[28]

Ärzte, Soziologen und Juristen haben einen weniger gefühlsbetonten Zugang zum Sterben und zur Selbsttötung, als er in den Familien gepflegt wird. Die wissenschaftliche Untersuchung des Suizids durch die Soziologen, Psychologen und Mediziner des vorigen Jahrhunderts ist dafür verantwortlich, daß der Selbstmord heute als ein soziologisches und ein medizinisch-psychologisches Problem aufgefaßt wird. Die Wissenschaftler des 19. Jahrhunderts haben ein bis dahin nie dagewesenes akademisches Interesse an allen Aspekten des Suizids. An dieser Stelle können nur einige der zigtausend Aufsätze, Bücher und Vorträge angerissen werden, die seit dem 19. Jahrhundert zum Selbstmord erschienen sind.

Jean-Étienne Esquirol veröffentlicht 1838 die erste systematische Untersuchung psychischer Krankheiten. Auf über fünfzig Seiten untersucht der französische Mediziner in *Les maladies mentales* auch den Selbstmord. Esquirol sammelt jede Information, die er über den Suizid erhalten kann. Für die Geschichte der Selbsttötung interessiert er sich ebenso wie für den Einfluß des Geschlechts, des Alters, des Klimas und der Jahreszeiten. Die Auswertung des ihm vorliegenden psychiatrischen und statistischen Materials führt Esquirol zu der Auffassung, daß es sich beim Selbstmord um eine Erbkrankheit handelt.[29]

Esquirols Werk wird in ganz Europa gelesen. An der These des Franzosen scheiden sich jedoch die Geister.[30] Der überwiegende Teil der Zeitgenossen nimmt Esquirols Vererbungstheorie der Selbsttötung mit Schrecken zur Kenntnis: Wenn ein Selbstmörder aufgrund seiner genetisch bedingten Geisteskrankheit keine Schuld trägt, dann ist auch ein psychisch kranker Verbrecher nicht schuldfähig, da er seine Impulse nicht kontrollieren kann.[31]

Zahlreiche Mediziner widersprechen Esquirol. Einige führen den Selbstmord auf eine mißgebildete Leber zurück und schlagen vor, die Patienten dadurch zu heilen, daß ihnen große Mengen kalten Wassers eingeflößt werden. Joseph Gall glaubt, daß die Selbsttötung auf eine pathologische Mißbildung des Schädels zurückzuführen ist, durch die der natürliche Selbsterhaltungstrieb des Menschen geschwächt wird. Um seine Theorie zu beweisen, seziert der deutsche Arzt unzählige Leichen von Selbstmördern. Seine Arbeiten werden in Wien und Paris mit großem Interesse aufgenommen.[32]

Soziologen wie Claude Lachaisse und Joseph Tissot stellen fest, daß die Großzahl der Selbstmorde in der verarmten Arbeiterschaft begangen wird. Sie machen die Armut und den Verlust der familiären Bindungen und der moralischen Normen im Zuge der Industrialisierung für das Übel verantwortlich. Wenn das Leben unerträglich wird und die Zukunft hoffnungslos erscheint, nimmt sich der einfache Mann das Leben.[33] Im Werk Emile Durkheims verbindet sich am Ende des 19. Jahrhunderts das Erkenntnisinteresse der Soziologie mit einer ethisch-moralischen Fragestellung. In *Der Selbstmord* untersucht der französische Sozialwissenschaftler 1897 die Geschichte des Freitods sowie den Einfluß von Lebensbedingungen, Alter, Bildung und Klima auf die Selbsttötung. Von seinen soziologischen Studien erhofft sich Durkheim eine Antwort auf die

Frage: »Darf sich der Mensch das Leben nehmen?« Die Lösung ist klar und duldet keinen Widerspruch: Nein! Der Selbstmord ist ein Attentat auf die Person des Menschen und verletzt die Gesellschaft. Das Verbrechen der Selbsttötung kann in keiner menschlichen Gemeinschaft geduldet werden, die den Schutz der Menschenwürde als ihre höchste Pflicht ansieht.[34]

Durkheims Überlegungen liegen vielleicht die Vorstellung der Aufklärung vom Menschen als einem mit Vernunft begabten Wesen und die immer enger werdenden familiären Gefühlsbande zugrunde, die der Selbstmörder gewaltsam durchschneidet. Am Ende des 19. Jahrhunderts kommen die Ausführungen des Soziologen der Position der Kirche auf jeden Fall sehr entgegen. Trotz der Abschaffung der irdischen Bestrafung des Freitods weigern sich die Diener Gottes bis weit ins 19. Jahrhundert hinein, Selbstmörder in geweihter Erde zu bestatten.[35] 1821 schreibt der Pfarrer der Kirche Recouvrance in Brest stolz an seinen Bischof:

> *»Was die Selbstmörder angeht, so habe ich, seit ich in Recouvrance bin, vier von ihnen das Begräbnis verweigert, ohne das geringste Unbehagen zu empfinden. Ich verweigerte sogar die Gegenstände der Kirche wie Kreuz, Weihbecken und Leichentücher.«*[36]

Noch 1917 hält das »neue« französische Kirchengesetzbuch die Tore des Friedhofs für Menschen verschlossen, die Hand an sich gelegt haben. In Italien wird selbst die weltliche Bestrafung des Suizids erst

1931 abgeschafft;[37] noch 1999, als sich ein Mann im Petersdom erschießt, bricht in der katholischen Kirche ein Streit darüber aus, ob die Hauptkirche des Christentums neu geweiht werden muß.

Am Ende des 19. Jahrhunderts stehen alle Argumente bereit, die auch heute gegen den Selbstmord vorgetragen werden. Aus dem Jahrhundert der Aufklärung übernimmt das Zeitalter der Industrialisierung die Erklärung des Suizids als Folge psychischer Krankheiten. Der Selbstmord wird Ärzten und Psychologen übergeben und somit zu einem medizinischen Problem. Das 19. Jahrhundert entdeckt die emotionale Bedeutung der Familie und der engsten Freunde und verbietet Verzweifelten und psychisch Leidenden, ihrem engsten persönlichen Umkreis durch den selbstbestimmten Tod weh zu tun. Das Jahrhundert der Industrialisierung entdeckt den Suizid auch als Problem der Soziologie und legt damit die Grundlage für eine nüchterne, wissenschaftliche und distanzierte Betrachtungsweise des Problems.

## 6. Pathologie und Industrie – Freitod im 20. Jahrhundert

Über die Geschichte des Freitods im 20. Jahrhundert ließe sich ein eigenes Buch schreiben. Die Beweggründe, aus denen sich Menschen in diesem Jahrhundert das Leben nehmen, sind ebenso vielfältig wie die Umstände, unter denen sie dies taten. Wer die Freitode deutscher Schriftsteller wie Kurt Tucholsky oder Stefan Zweig beschreiben will, die sich vor dem Nationalsozialismus ins Exil flüchteten und schließlich aus Verzweiflung Hand an sich legten, wird in demselben Kapitel kaum den Platz finden, um auch ausführlich auf den gemeinsamen Todessprung zweier Internet-Freaks am norwegischen Lysefjord im Februar 2000 einzugehen. Der feige, selbstgewählte Tod der Politverbrecher des Nationalsozialismus – Adolf Hitler, Joseph Goebbels, Hermann Göring und Heinrich Himmler – läßt sich nicht mit der Masse junger Soldaten vergleichen, die vor den Schrecken des Krieges – egal ob Stalingrad, Vietnam, Korea, Kosovo oder Tschetschenien – in den eigenen Tod flüchten. Mit Schriftstellern wie Ernest Hemingway teilen diese Männer allenfalls die traumatische Erfahrung des Kriegs; der Freitod der Soldaten bleibt jedoch anonym, während der des Nobelpreisträgers heute in allen Literaturgeschichten nachzulesen ist. Nicht anders verhält sich der Freitod der namenlosen Masse in den westlichen Industrieländern, die wegen Arbeitslosigkeit, Alkoholismus oder Familienstreit den eigenen Tod wählen, zu den Selbsttötungen berühmter Schriftsteller und Künstler wie Jean Améry oder Rex Gildo.

Der Verschiedenartigkeit der Freitode im 20. Jahrhundert kann dieses Kapitel kaum gerecht werden. Die Tode von bulimierenden Girlies, Amokläufern, Fans oder S-Bahn-Surfern bleiben unberücksichtigt bei diesem Überblick über den Suizid im vorigen Jahrhundert.

Die ersten Jahre dieses Jahrhunderts waren geprägt vom Machtkampf um Kolonien in aller Welt ebenso wie von Intrigen in der politischen Führungsriege des Deutschen Kaiserreichs. Der Industrialisierungsprozeß der vorangegangenen Jahrzehnte hatte zu einem stetigen Wirtschaftswachstum geführt und dem Bürgertum Wohlstand und Ansehen gebracht. Ihm gegenüber stand eine breite Schicht notleidender Arbeiter. Unendlich viele Menschen haben in diesem Kontext Probleme, sich in ihrer Lebenswelt eine Position zu verschaffen. Viele geraten in Sinn- und Identitätskrisen. Die Befindlichkeit des Menschen rückt mit der Zeit auch in das Interesse der wissenschaftlichen Forschung. Die Psychologie und mit ihr die Selbstmordforschung etablieren sich als eigenständige akademische Disziplinen. Drei Jahre vor der Wende zum 20. Jahrhundert legt der französische Soziologe Emile Durkheim die erste bahnbrechende Studie des Freitods vor – *Le Suicide.* Während des Ersten Weltkriegs veröffentlicht Sigmund Freud 1916 seine Erkenntnisse zur Selbsttötung.

Neben den Psychologen nehmen sich auch Schriftsteller des Suizids an: Henrik Ibsen veröffentlicht das Freitod-Drama *Hedda Gabler*, August Strindberg widmet sich mit *Fröken Julie* dem Thema.[1] Einen besonderen Aspekt des Freitods untersuchen Frank Wedekind 1891 in dem Drama *Frühlings Erwachen* und Hermann Hesse 1906 in der Novelle *Unterm Rad.* Wedekinds Held, Moritz Stiefel, ist ebenso Schüler wie Hesses Hans Giebenrath. Beide ziehen den eigenen Tod der moralischen Prüderie, der Bildungsbeflissenheit, der Strenge und dem Unverständnis von Eltern und Lehrern für die Bedürfnisse des Jugendlichen vor.[2] Wedekind und Hesse behandeln auf literarische Weise ein Thema, das zu Beginn des 20. Jahrhunderts auch zahlreiche wissenschaftliche Kongresse beschäftigt: den Schülerselbstmord. Allein an den Berliner Schulen nehmen sich in den ersten vierzehn Jahren des Jahrhunderts 165 Kinder unter fünfzehn Jahren das Leben. Ihre Motive: harte und als ungerecht empfundene Behandlung durch die Lehrer, Furcht vor Strafen, Prüfungsangst.[3]

Die psychischen Qualen einer ganzen Schülergeneration sind Folge der Mißstände des wilhelminischen Bildungssystems. Im Mittelpunkt der Bildung steht zu Beginn des 20. Jahrhunderts nicht die persönliche Entwicklung von Jugendlichen. Vielmehr sollen die jungen Menschen zu braven Bürgern des monarchischen Reiches erzogen werden. Dazu wird der Schüler auf Gehorsam getrimmt, in Frontalunterricht wird er mit abprüfbarem Wissen überfrachtet. Enzyklopädisches Vielwissen, gedanken- und verständnislose Wiederholungen des Vorgesprochenen haben Vorrang vor der Ausbildung von Urteilskraft, Kritikfähigkeit und Verantwortungsbereitschaft. Viele Schüler sind überfordert. Von ihren Eltern können sie oft nicht mehr Verständnis erwarten als von ihren Lehrern. Schlechte Zensuren oder Sitzenbleiben werden auch im Elternhaus mit Prügel und Liebesentzug bestraft.[4] Weil Eltern und Schule ihnen die Luft zum Atmen nehmen, weil die Möglichkeit fehlt, die eigene erwachende Sexualität und Jugend auszuleben, nehmen sich zahlreiche Schüler das Leben.

Mit *Frühlings Erwachen* und *Unterm Rad* greifen Wedekind und Hesse eine Gesellschaft an, die Jugendlichen die Freiheit raubt, sich zu entfalten. Die Botschaft der beiden Autoren scheint ihre Dringlichkeit und Berechtigung bis heute nicht verloren zu haben. Das befürchten zumindest die bundesdeutschen Kultusminister. Als Schullektüre sind *Frühlings Erwachen* und *Unterm Rad* bis heute verboten – so zum Beispiel in Bayern. Ein Zeichen dafür, wie wenig freizügig mit dem Freitod von Jugendlichen bis heute umgegangen wird?

Berlin, 20. Januar 1942: In einer Villa am Wannsee einigt sich die Führungsriege des »Dritten Reichs« auf die sogenannte Endlösung der Judenfrage. Mehr als sechs Millionen Menschen jüdischer Abstammung kostet der Rasse-Terror der Nationalsozialisten in den zwölf Jahren des »Tausendjährigen Reichs« das Leben. Etwa 5000 jüdische Deutsche kommen den Deportationen in die Vernichtungslager und dem Tod in den Gaskammern zuvor, indem sie selbst Hand an sich legen. Allein in den zwei Jahren nach 1941 – in dieser Zeit werden die meisten Juden in KZs verschleppt – nehmen sich nach vorsichtigen Schätzungen 3000 jüdische Deutsche das Leben. Bezogen auf die gesamte Bevölkerung jüdischer Deutscher ergibt das eine Selbstmordrate von 1500 Todesfällen pro 100 000 Einwohner. Ein Wert von 30 Selbstmorden pro 100 000 Einwohnern kommt für Soziologen bereits einer Epidemie gleich.[5]

Viele Juden sich in den Jahren des nationalsozialistischen Terrors mit Selbstmordgedanken. Schon vor dem Erlaß der Nürnberger Gesetze (1935), der »Reichskristallnacht« (Pogrom in der Nacht vom

9. auf den 10. November 1938) und den Deportationen in die Vernichtungslager nehmen sich zahlreiche jüdische Deutsche das Leben. Nach 1941 steigt ihre Zahl sprunghaft an.[6] Die Frage »Wollen Sie sich das Leben nehmen oder evakuieren lassen?« wird zu den am häufigsten diskutierten Problemen in der jüdischen Gemeinde Berlins.[7] Der Großteil derer, die den Freitod der Ermordung durch die Nazis vorziehen, sind alte Menschen. »Sie wollten nur in ihren Wohnungen bleiben, umgeben von ihren Büchern und Grammophonplatten, wollten sich eine Tortur ersparen, die über ihre Kräfte ging«,[8] schreibt der amerikanische Holocaust-Historiker Raul Hilberg. Mit Barbituraten setzen sie ihrem Leben ein relativ schmerzloses Ende. Auf die Bitten von Angehörigen verabreichen Ärzte im Warschauer Ghetto vor den Deportationen älteren Menschen eine tödliche Injektion.[9]

Ob der Freitod der verfolgten Juden, wie Hilberg behauptet, von einer »beschränkten Duldungsfähigkeit«[10] zeugt, möchte ich in Frage stellen. Ist der Entschluß, sich das Leben zu nehmen, bevor es ein anderer tut, in diesen Fällen nicht vielmehr ein indirekter Mord, bei dem sich der Mörder der Hand des Opfers bedient – ein Selbst*mord* im wahrsten Sinne des Wortes? Von diesem Zynismus zeugt schon die Tatsache, daß die Deportations-Papiere eines jüdischen Deutschen, der sich »aus Anlaß« der Evakuierung das Leben nimmt, von den Nazis ausgefüllt werden, als wäre er »abtransportiert« worden.[11]

Während es in Deutschland vor den Verschleppungen gehäuft zu Suiziden kommt, nehmen sich im besetzten Osteuropa vergleichsweise wenige der verfolgten Juden das Leben. Ein Grund hierfür könnte darin liegen, daß in Polen und Rußland Barbiturate nur schwer erhältlich sind. Bei den wenigen Selbsttötungen in den Ostgebieten sind die Mittel entsprechend gewaltsamer: Menschen springen aus dem vierten, oft auch nur aus dem zweiten Stock eines Hauses, oder sie klettern, in der Hoffnung, dabei erschossen zu werden, über die Mauer oder den Zaun eines Ghettos.

Auch in den Vernichtungslagern ist die Suizidrate verhältnismäßig niedrig. Der Münchener Psychiater Thomas Bronisch vermutet, daß sich etliche Häftlinge so weit aufgegeben haben, daß sie zu einem »aktiven« Freitod nicht mehr in der Lage sind.[12] Wer sich in den Lagern das Leben nimmt, wirft sich gegen die elektrisch geladenen Zäune, provoziert die Wächter dazu, sie zu erschießen, erhängt sich in einer der Baracken oder Latrinen; andere bleiben einfach auf ihren Pritschen liegen und nehmen keine Nahrung mehr zu sich.[13] Zahlreiche Freitode in den KZs stehen in engem Zusammenhang mit besonderen Schikanen durch das Lagerpersonal. Eugen Kogon, selbst von 1939 bis 1945 im KZ Buchenwald inhaftiert, berichtet von einem kollektiven Suizid jüdischer Niederländer, die nach einer Razzia in Amsterdam 1941 nach Mauthausen verschleppt wurden:

> *»Nach Ankunft dieser Gruppe von 341 Häftlingen wurden von den SS-Schergen 50 nach der Dusche nackt sofort in den elektrischen Stacheldraht getrieben. Am nächsten Tag wurden die*

*Überlebenden im Steinbruch mit schwersten Steinen beladen und gezwungen, im Eilschritt 148 Stufen zu erklimmen. Viele von ihnen wurden so aus Verzweiflung in den Suizid getrieben, indem sie sich in die Tiefe stürzten. Am dritten Tag jagte die SS viele in die Postenkette von SS-Männern, wo sie erschossen wurden. Am darauffolgenden Tag sprangen die Juden nicht länger allein in die Tiefe, sondern faßten sich bei den Händen, und der erste zog bis zu 12 Kameraden mit in den schrecklichen Tod.«*[14]

Nicht nur Juden ziehen den Freitod der Verfolgung und Ermordung durch die NS-Schergen vor. Auch wer von der Gestapo aufgrund eines »politischen Verbrechens« oder als Homosexueller verfolgt wird, nimmt sich das Leben. Ebenso Kriegsgefangene und Zwangsarbeiter. Wie viele Jugendliche werden in den »totalen Krieg« geschickt und zerbrechen später am Alkoholismus oder begehen Selbstmord, in den sie ihr Fronttrauma treibt? Selbst wem die Flucht ins Ausland gelingt, zerbricht oft an dem Grauen, das er auch aus der Ferne noch miterleben muß. Stellvertretend für viele andere seien hier nur Stefan Zweig genannt, der sich in der Nähe Rio de Janeiros zusammen mit seiner Lebensgefährtin Lotte Altmann 1942 das Leben nimmt, Kurt Tucholsky, der sich 1935 mit einer Überdosis Veronal in Schweden vergiftet, und Ernst Toller, der sich vier Jahre später an einem Fensterkreuz in seinem New Yorker Hotel erhängt.[15]

**Jean Améry, * 31. Oktober 1912, Wien –**
**† 17. Oktober 1978, Salzburg**

Als Widerstandskämpfer gegen die Nationalsozialisten wird Jean Améry 1943 verhaftet. Aus Angst, unter Folter Namen und Adressen zu verraten, versucht er erstmals, sich das Leben zu nehmen. Doch Améry überlebt, wird in den folgenden zwei Jahren von einem Konzentrationslager ins nächste verschleppt: Auschwitz, Buchenwald, Bergen-Belsen. 1945 befindet sich der Literaturwissenschaftler und Philosoph unter den 615 Häftlingen, die aus dem Lager Bergen-Belsen befreit werden. Améry zieht nach Brüssel und arbeitet seine Lagererfahrungen literarisch auf. 1976 verteidigt er in dem Diskurs *Hand an sich legen* Menschen, die eben dies tun. Da der Mensch ohnehin nur lebe, um zu sterben, mache es keinen Sinn, den Tod duldend abzuwarten. Vielmehr ist die Flucht in das Nichts dem Lebensekel, dem Verlust von Würde, Freiheit oder Menschlichkeit bei weitem vorzuziehen. Zwei Jahre später legt Améry selbst Hand an sich: Während einer Lesereise nimmt er eine Überdosis Schlaftabletten.

Auch unter den Mördern und Kriegsschuldigen nehmen sich einige das Leben. Himmler, Göring, Goebbels und Hitler flüchten in den eigenen Tod. Am 29. April 1945 heiratet Adolf Hitler im Bunker unter der Berliner Reichskanzlei seine langjährige Geliebte Eva Braun. Tags darauf zwingt er sie, sich zu vergiften. Bevor sich der »Führer« mit einem Revolver erschießt, setzt er sein *Politisches Testament* auf. Darin schiebt er den Juden die Schuld für den

Zweiten Weltkrieg zu. Das Testament endet mit den Worten: »Vor allem verpflichte ich die Führung der Nation und die Gefolgschaft zur peinlichen Einhaltung der Rassegesetze und zum unbarmherzigen Widerstand gegen den Weltvergifter aller Völker, das internationale Judentum.«[16]

Von den Richtern des Nürnberger Tribunals zum Tod durch den Strang verurteilt, nimmt sich Hermann Göring einen Tag vor seiner Hinrichtung, am 15. Oktober 1946, in seiner Zelle das Leben. In einem Brief an den Alliierten Kontrollrat erklärt er: »Erschießen hätte ich mich lassen. Es ist aber nicht möglich, den Deutschen Reichsmarschall durch den Strang zu richten! ... Ich wähle deshalb die Todesart des großen Hannibal.« Göring tötet sich mit einer Dosis Zyankali. Woher er das Gift nahm, ist bis heute ungeklärt.[17]

In der Deutschen Demokratischen Republik werden die Suizidzahlen zwar ordentlich erfaßt und verwaltet, jedoch nicht veröffentlicht.[18] Im Jahre 1978 verfügt das Gesundheitsministerium, statistische Erhebungen unter Verschluß zu halten.[19] Zu diesem Zeitpunkt gibt es inoffiziellen Schätzungen zufolge in der DDR mehr Freitode als in Westdeutschland. Suizidforschung ist in der DDR eine Geheimwissenschaft, die selbst für das akademische Publikum ab etwa 1970 nur wenige Studien und Aufsätze veröffentlicht. In der breiten DDR-Öffentlichkeit darf es Freitode überhaupt nicht geben: Der Selbstmord wird tabuisiert und praktisch in die Nähe eines strafrechtlichen Delikts gerückt. Hinterbliebene werden oft tagelang von der Stasi verhört. Ein letzter Blick auf den Toten bleibt ihnen zumeist verwehrt.[20]

Da der Freitod wie ein Akt des Staatsverrats verfolgt wird, gilt er vielen Angehörigen als eine Geste des Widerstands[21] – in einigen Fällen ist er das auch. »Für ein vulgär-marxistisches Weltbild, in dem das gesellschaftliche Sein das Bewußtsein bestimmt und Glück und Unglück nahezu ausschließlich sozial determiniert sind, bedeutet der Selbstmord als individueller Akt der Verzweiflung eine Kritik an den herrschenden Verhältnissen«,[22] kommentiert Matthias Matussek. Der Journalist untersuchte drei Jahre nach der »Wende«, wie es um den Freitod in der DDR wirklich bestellt war. Aus den Briefen, die Matussek auf Anzeigen in Tageszeitungen hin erhielt, geht hervor, daß bei rund zehn Prozent der beschriebenen Suizidfälle politische und gesellschaftliche Hintergründe eine Rolle spielten. Die weitaus meisten von Matussek ermittelten Fälle stammen aus den achtziger Jahren – »aus jener Zeit, als die DDR begann, sich sogar gegen die Perestroika des großen Bruders Sowjetunion abzuriegeln, und als die Hoffnungen auf Veränderung erstarben.«[23] Insgesamt decken die von Matussek ermittelten Fälle einen Zeitrahmen von 1945 bis zum Sommer 1991 ab. Das älteste Freitodopfer des SED-Staats ist 86, das jüngste erst 13 Jahre alt. Die Altersgruppe der Dreißig- bis Vierzigjährigen überwiegt. Die meisten dieser Menschen sind fest entschlossen zu sterben: Zumeist greifen sie zum Strick, jener Suizidart, die zu den sichersten Methoden zählt und Unwiderruflichkeit verrät. Am zweithäufigsten wird die Vergiftung mit Tabletten gewählt.[24]

## Mehr Mord als Selbstmord – Freitode in Sekten

Die Abreise war vorbereitet, die Koffer gepackt. An Neumondtagen zelebrierten sie Abschiedsriten. In der Nacht vom 4. auf den 5. Oktober 1994 nahmen sich 47 Menschen in der Westschweiz das Leben. In Cheiry westlich von Fribourg fand die Feuerwehr am nächsten Morgen in einem brennenden Haus 22 Leichen in einer Art Kapelle. Sie lagen unter einem Christusgemälde. Bei einigen war der Kopf in einen Müllsack gehüllt, andere trugen Talare. Bis auf zwei hatten alle starke Schlafmittel genommen – dann wurden sie erschossen. Über einen mit dem Telefon verbundenen Mechanismus wurde das Gebäude in Brand gesetzt.

Auch im Feriendorf Granges-sur-Salvan im Wallis brannte ein Chalet. In der verkohlten Ruine fand die Polizei die Überreste von 25 Personen. Sie wiesen keine Schußverletzungen oder andere Spuren von Gewalt auf. Untersuchungen ergaben aber, daß die Opfer ebenfalls mit Schlafmitteln und Opiaten betäubt waren.

Alle gehörten sie dem Orden des Sonnentemplers an. Die Erlösung sei der Transit zum Sirius, dem hellsten Stern des Nachthimmels, hatten die Sektenführer Luc Jouret und Joseph di Mambro gepredigt. Um auf den Sirius zu gelangen, müßten die Anhänger im Feuer gereinigt werden. »Der Tod existiert nicht, er ist reine Illusion«, stand auf Zetteln, die später in der Wohnung eines Anhängers entdeckt wurden.

Ebenfalls in den Weltraum unterwegs waren die 39 Angehörigen der Sekte Heaven's Gate, die in den letzten Märztagen 1997 in einem Vorort von San Diego im US-Staat Kalifornien starben. Sie glaubten, sie seien Außerirdische. Ein Ufo im Schweif des Kometen Hale Bob werde sie in das Königreich des Himmels bringen. Die Gläubigen, die am 28. März gefunden wurden, hatten sich in drei Etappen selbst getötet. Sie hatten das Schlafmittel Phenobarbital mit Pudding oder Apfelmus gegessen und dazu Wodka getrunken. Anschließend zogen sie sich Plastiktüten über den Kopf, um den Tod zu beschleunigen. In schwarzer Kleidung lagen sie auf ihren Betten, eine gepackte Reisetasche am Kopfende und eine Fünf-Dollar-Note in der Tasche. Einige trugen eine Anleitung zum Freitod bei sich. Die nächste Gruppe entfernte die Plastiktüten und bereitete den eigenen Tod vor. Die Anhänger von Heaven's Gate hinterließen ein Video, in dem sie ihren Selbstmord euphorisch ankündigten.

Am 17. März 2000 verbrannten 530 Menschen in einer Kirche von Kanungu in Uganda. Was zuerst als spektakulärer Massenselbstmord galt, stellte sich schon nach wenigen Ermittlungen als Mord heraus. In den kommenden Tagen wurden auf mehreren Anwesen der »Bewegung zur Wiederherstellung der Zehn Gebote« insgesamt über tausend Leichen gefunden. Die Sekte hatte den 31. 12. 1999 als Tag des Weltuntergangs festgelegt. Doch die Erde drehte sich weiter. Da seien einige der Anhänger mißtrauisch geworden, berichten Überlebende. Sie hätten ihr Eigentum zurückverlangt, das sie der Gemeinschaft zuvor übertragen hatten. Wer nach seinem Besitz gefragt habe, sei kurz darauf verschwunden. Während eines Gottesdienstes fanden die ersten 530 Sektenangehörigen den Tod. Während der Feier ließen die Sektenführer die Tür vernageln und übergossen den Holzbau mit vier Kanistern Benzin und zündeten ihn an.

Seitdem ist der selbsternannte Prophet und Sektenführer Joseph Kibwetteere verschwunden. Daß er nicht unter den Toten ist, gilt als sicher. Am Tag nach dem Massenmord wurde er lebend gesehen.

Am 23. Februar 2000 meldet die Deutsche Presse Agentur (dpa) die Suizidstatistik für das Jahr 1998. Die Selbstmordraten seien seit der Wiedervereinigung deutlich zurückgegangen. Besonders stark sei die Abnahme in den neuen Bundesländern.[25] Insgesamt nahmen sich in diesem Jahr 11648 Menschen in Deutschland das Leben. Ein Jahr nach der Wiedervereinigung waren es noch 13924 – also 2267 Freitode oder rund 19,5 Prozent mehr. Im Vergleich mit der Gesamtzahl der Todesfälle scheinen die Suizidraten zwar eher gering zu sein, das Bundesamt für Statistik vernachlässigt jedoch die Zahl der versuchten Selbsttötungen. Diese liegt nach Schätzungen rund zehnmal höher als die Zahl der erfolgreich ausgeführten Suizide.[26] Im ganzen betrachtet ist der Freitod bei Menschen unter 40 Jahren nach Herzkreislauferkrankungen die zweithäufigste Todesursache. Jeder vierte Deutsche unter 30 Jahren stirbt von eigener Hand. In der Bundesrepublik nimmt sich etwa alle 40 Minuten ein Mensch das Leben.[27] Unter den westlichen Industrienationen stellt Deutschland mit dieser Rate keine Ausnahme dar: Auch in den USA zählt Freitod zu den zehn häufigsten Todesursachen.[28]

Vorrangige Ursachen sind in Deutschland wie in vielen anderen westlichen Ländern wirtschaftliche Unsicherheit, Einsamkeit und Anonymität. Die »Konsum-und-Spaß-Gesellschaft« begünstigt, so die Deutsche Gesellschaft für Suizid-Prävention, Depressionen und Schizophrenie sowie chronische Zivilisations-Erkrankungen.[29] Als verstärkendes Element tritt oft Alkoholismus, Drogen- oder Tablettenabhängigkeit hinzu. In der modernen Gesellschaft erlebt der einzelne zwischenmenschliche Konflikte, Trennungen, den Tod oder Verlust von Bezugspersonen, berufliche Probleme, schwere Erkrankungen, Vereinsamung oder Kritik an der eigenen Person oft als lebensbedrohliche Situation.[30] Suizidenten können bestimmte soziale Kriterien zugeordnet werden: Besonders häufig sind Freitode unter alten Menschen, bei Geschiedenen, Verwitweten und Ledigen. Die Ehe hingegen funktioniert bis heute als Schutzwall gegen die Selbsttötung.[31] Auch zwischen Arbeitslosigkeit sowie wirtschaftlicher Unsicherheit und dem Freitod besteht ein deutlicher Zusammenhang.[32]

Wer sich heute in der Bundesrepublik das Leben nimmt, muß – wenn der Versuch mißglückt – zwar nicht mehr mit strafrechtlichen Folgen rechnen – im preußischen Norddeutschland wurde die Straftbarkeit des Suizids bereits 1751 abgeschafft, im katholischen Bayern 1813. Frei sind Menschen, die ihr Leben lassen wollen, deshalb jedoch nicht. Hinter Arbeitslosigkeit, Krankheit, Alter, Einsamkeit steht eine Form der Unfreiheit. Zu ihr gesellt sich gesellschaftliche Ächtung, wie sie beispielsweise in einer Urteilsbegründung des Bundesgerichtshofs aus dem Jahr 1954 zum Ausdruck kommt. Die obersten Richter erklärten damals, daß der Freitod dem »Sittengesetz« widerspreche. Ein freier Wille wird dem Suizidenten abgesprochen.[34]

# Der Freitod in außereuropäischen Kulturen

## 1. *Satis und Sadhus – Rituelle Freitode im Hinduismus*

Im Verständnis der westlichen Kulturen setzt der Tod dem Leben auf Erden ein Ende. Hindus dagegen glauben an die Seelenwanderung. Deshalb steht der Tod in Indien am Anfang eines jeden Lebens.[1] Denn wer nicht stirbt, kann auch kein neues Leben beginnen. »Leben und Tod sind nur die Vorder- und die Rückseite derselben Münze«, erklärt der Swami Vivekananda, einer der heiligen Männer Indiens.[2] Der Tod ist der hinduistischen Lehre zufolge nicht endgültig, er markiert im Kreislauf der Wiedergeburten nur den Wechsel von einer Daseinsform in eine andere.[3] »Wie eine Raupe, nachdem sie die Spitze eines Grashalms erreicht hat, einen anderen Grashalm ergreift und zu sich heranzieht, so ergreift das Selbst, wenn es aus einem Leib geschieden ist, einen anderen Leib und zieht ihn zu sich heran«, heißt es in den

*Upanischaden*, die zu den ältesten erhaltenen Texten der indischen Philosophie zählen.[4]

Den Freitod jedoch lehnen diese heiligen Schriften des Hinduismus ab: »Derjenige, der sich das Leben nimmt, kommt nach dem Tod in die sonnenlosen Gebiete, die von undurchdringlicher Dunkelheit bedeckt sind.«[5] Aus dem endlosen Kreislauf der Wiedergeburten befreit auch der Suizid nicht; für eine Seele, deren Körper durch Selbstmord zerstört wird, gibt es keine Erlösung.[6]

Einzige Ausnahme bildet der Selbstmord aus religiösen Gründen.[7] Er stellt, »sofern er aus dem richtigen Geist heraus und mit der richtigen Zielsetzung unternommen wurde, keine verwerfliche Tat mehr dar, sondern den höchsten, abschließenden und verdienstvollsten asketischen Akt«, schreibt der deutsche Indienhistoriker Jörg Fisch.[8] In diesem Fall gilt der Suizid als Opferhandlung – und das »beste Opfer war das Leben des Menschen«.[9]

Die berühmteste Form des religiösen Freitods ist *Sati*, der indische Brauch der Witwenverbrennung. Das Sanskrit-Wort bedeutet ursprünglich »gut, tugendhaft, treu, aufrichtig« und beschreibt damit die ideale Frau, die ihrem Mann in unerschütterlicher Treue und Ergebenheit dient.[10] Im heutigen Sprachgebrauch hat *Sati* zwei Bedeutungen: Es bezeichnet sowohl die tugendhafte Frau als auch das Ritual der Witwenverbrennung auf dem Scheiterhaufen ihres Ehemanns.[11] Ihrem Mann in den Tod zu folgen, um dort mit ihm vereint zu sein, gilt als Inbegriff weiblicher Treue. Dieser rituelle Freitod ist jahrhundertelang ein zentraler Teil der hinduistischen Kulturen Indiens, Nepals und Balis. Indische Buddhisten und

Anhänger des Tantra hingegen verurteilen den *Sati*-Brauch.[12]

Witwenverbrennung hat eine lange Tradition. Sie kommt bereits bei den Ariern vor, wird jedoch schon zur Zeit deren Einwanderung nach Indien (etwa 1500 v. Chr.) nicht mehr praktiziert.[13] Aus dieser Zeit stammt auch eine der frühesten Begründungen für die Witwenverbrennung. Eine Stelle in den *Veden*, der bis ins zweite vorchristliche Jahrtausend zurückreichenden wichtigsten schriftlichen Quelle zur Geisteswelt der Arier, wird lange angeführt, um die Witwenverbrennung religiös zu untermauern: »Laßt die Frauen nicht zu Witwen werden«, heißt es in einer freien Übersetzung, »sondern als gute Gattinnen, geschmückt mit Augenbalsam, und mit zerlassener Butter in der Hand, sich selbst dem Feuer übergeben.«[14] Die spätere Forschung ergibt, daß in der ursprünglichen Version »agre« (früher) statt »agneh« (Feuer) stand. In diesem Fall sagt die zitierte Stelle aus der *Rigveda* das Gegenteil: Die Witwe hat sich zwar auf den Scheiterhaufen gelegt, sie soll sich jedoch erheben, die ausgestreckte Hand eines Mannes ergreifen und ins Leben zurückkehren. Möglicherweise soll sie ihn sogar heiraten.[15]

Knapp tausend Jahre später berichtet das Heldenepos *Mahabharata*[16] von einigen wenigen *Satis*, darunter Madri, die die Weisen vergeblich von ihrem Selbstmord abzuhalten versuchen. In der Originalfassung des *Ramayana*, der zweiten großen Saga der indischen Kulturgeschichte, wird keine *Sati* erwähnt.

Nach der Zeitenwende wird die Quellenlage dichter. Um 400 n. Chr. wird die Witwenverbrennung häufig praktiziert,[17] jedoch nicht von allen gebilligt.

Im siebten Jahrhundert argumentiert der Poet Bana:

> *»Was dieses Nachsterben angeht, so ist es ganz und gar fruchtlos. Es ist ein Weg, der von den Unwissenden gegangen wird. Ein Spiel des Wahnsinns, ein Pfad der Unwissenheit, ein voreiliges Beginnen …*
>
> *Dem Dahingeschiedenen nützt es gar nichts. Ist es doch kein Mittel, ihn ins Leben zurückzurufen oder um religiöses Verdienst für ihn anzuhäufen oder für ihn den Himmel zu gewinnen oder ihn vor der Hölle zu bewahren oder ihn wiederzusehen oder mit ihm vereinigt zu werden. Ob er will oder nicht, er wird in einen anderen Zustand gebracht, der ihm nach seinen Taten gebührt. Und außerdem hat er noch Anteil an der Schuld des Selbstmörders. Aber ein Mensch, der lebt, kann durch Wasserspenden und dergleichen sowohl dem Dahingegangen als auch sich selbst viel nützen. Durch das Sterben hilft er keinem von beiden.«*[18]

Zwischen 700 und 1000 n. Chr. breitet sich das tödliche Ritual besonders in Nordindien und Kaschmir aus, dort folgen sogar Konkubinen ihrem Herrn in den Tod. Der Brauch ist anfangs vor allem in der Kriegerkaste verbreitet. Seit etwa dem Jahre 1000 ist *Sati* nicht mehr auf die oberen Gesellschaftsschichten beschränkt. Auch Marco Polo berichtet am Ende des 13. Jahrhunderts von dem »seltsamen Brauch«.[19] Als 1724 in Rajasthan der Raja Ajitsingh von Marwar stirbt, besteigen 64 Frauen seinen Scheiterhaufen.[20] Im ersten Viertel des 19. Jahrhundert ist *Sati* schließlich so beliebt wie nie zuvor. 1829 verbieten die englischen Kolonialherren die Witwenverbrennung per Gesetz. In den unabhängigen Fürstentümern Rajasthans bleibt das Ritual erlaubt. Der letzte legale Sati-Akt findet dort 1861 in Udaipur statt. Da dem Maharaja Sarup Singh keine seiner Frauen in den Tod folgen will, wird eine Sklavin an seiner Seite verbrannt.[21]

In der gesamten indischen Geschichte wurde niemals ein Ehemann nach dem Tod seiner Frau verbrannt. Das *Sati*-Ritual basiert auf dem hinduistischen Glauben an die Ungleichheit der Geschlechter.[22] Im Gesetz des Manu – dieser fiktive Herrscher gilt in der indischen Mythologie als »Ahn der Menschheit« und Urheber der idealen, indischen Gesellschaftsordnung – heißt es: »Eine tugendhafte Gattin sollte ihrem Gatten dauernd wie einem Gott dienen, selbst wenn er sich schlecht aufführt, seiner Begierde nachgeht und keinerlei gute Eigenschaften hat. Ohne ihre Männer können Frauen keine Opfer darbringen, noch ein Gelübde ablegen oder fasten; eine Frau gelangt in den Himmel, weil sie ihrem Manne gehorcht.«[23] Der Überlieferung nach hat eine Frau ihren Mann sogar zu seiner Kurtisane zu tragen.[24] Von Kindesalter an werden Frauen auf ihre Hochzeit vorbereitet. In der indischen Soziallehre wird eine Frau daran gemessen, ob sie eine perfekte Ehefrau ist.[25]

Ohne einen Ehemann ist eine Hinduistin nichts. Mit dem Tod eines Mannes verliert sie auch ihren Stand in der Gesellschaft. *Sati* bietet ihr die Möglichkeit, dem Alptraum des Witwendaseins zu entrinnen.[26] »Die Tatsache des Todes ihres Mannes brauchte die Frau nicht unbedingt zur Verzweiflung zu bringen,« bemerkt Jörg Fisch, »wohl aber die Tatsache, daß sie Witwe geworden war.«[27] Einer Witwe wird zum Vorwurf gemacht, für den Tod ihres Mannes verantwortlich zu sein, weil sie ihre Pflicht vernachlässigt hat.[28] Sie ist unerwünscht und gilt als unglücksbringend, selbst an der Hochzeit ihrer Kinder darf sie nicht teilnehmen. Sie muß wie eine Asketin leben, darf keinen Sex haben, bekommt nur eine Mahlzeit pro Tag, sie muß am Boden schlafen und darf keinen Schmuck tragen, sondern nur grobe Gewänder. Oft wird ihr sogar der Kopf geschoren, damit man sie sofort erkennt und ihr ausweichen kann.[29] Jungen Witwen droht außerdem, als Hexe verrufen zu sein, verstoßen zu werden und als Bettlerin oder Prostituierte zu enden. In einigen Sprachen Indiens sind »Witwe« und »Hure« Synonyme.[30] »Physisch lebt die Witwe weiter«, stellt der Hinduismusexperte Axel Michaels fest, »aber rituell und vielfach auch sozial stirbt sie mit dem Mann.«[31] Eine anonyme indische Witwe erzählt: »Der einzige Unterschied für uns, seit die Witwenverbrennung abgeschafft worden ist, ist der, daß wir damals rasch, wenn auch grausam starben, jetzt aber unser ganzes Leben lang in langsamer Qual dahinsterben.«[32] Um dieser Qual zu entgehen, nehmen sich bis heute Witwen das Leben – auch ohne religiöse Legitimation.

*Sati* ist für eine hinduistische Frau die einzige Möglichkeit, nach dem Tod ihres Mannes ihre gesellschaftliche Stellung zu bewahren. »Von der Witwe wird dabei mehr verlangt als vom Krieger«, erklärt Jörg Fisch. »Hat sie einmal den Entschluß gefaßt, so ist das Ziel und Zweck all ihren Handelns der eigene Tod, dem sie ins Antlitz schauen muß. Sie hat nichts, was sie davon ablenken könnte.«[33] Für diese Selbstaufopferung wird die *Sati* mit Nachruhm belohnt, ihr Andenken wird verehrt. In den wenigen Stunden, die ihr vor ihrem Tod bleiben, behandelt ihre Umgebung sie wie eine Heilige oder eine Königin, sie steht im Mittelpunkt der Zeremonie, Menschen erbitten ihren Segen. Sie bringt Ruhm und Ehre für sich, die Familie und die Gemeinschaft, und beweist Tugend und Stärke.[34]

Einen noch größeren Anreiz für die *Sati* bieten die Belohnungen im Jenseits. In den *Dharma*-Texten heißt es: »Die Frau, die ihrem Manne in den Tod folgt, bleibt für so viele Jahre im Himmel, wie Haare auf ihrem Körper sind, nämlich 35 Millionen Jahre. So wie ein Schlangenfänger eine Schlange mit Gewalt aus ihrem Loch zieht, so zieht eine solche Frau ihren Gatten überall heraus und genießt mit ihm das Glück.«[35] Außerdem reinigt sie drei Familien von Sünden: die ihres Mannes, ihrer Mutter und ihres Vaters.[36]

Die Verbrennung des Mannes findet in der Regel innerhalb von 24 Stunden nach seinem Tod statt – und damit auch die Verbrennung seiner Frau. Nicht erlaubt ist *Sati* den *Dharma*-Texten zufolge, wenn die Witwe selbst noch ein Kind, schwanger oder aber Mutter ist und sonst niemand ihre kleinen Kinder versorgen kann.[37]

Rituell gesehen ist die *Sati* tot, wenn sie ihren Entschluß gefaßt, öffentlich geäußert und durch eine symbolische Handlung wie zum Beispiel ein Bad bestätigt hat. »Ein ritueller Entschluss, mit Feuer und Wasser bekräftigt, ist irreversibel«, schreibt Michaels. »Daher sind Rücktritt von der Witwenverbrennung und Wiederverheiratung nahezu ausgeschlossen. Das

Ganze beruht auf dem Glauben einer Wirkungseinheit von Spruch beziehungsweise Sprache und Handlung.«[38]

Die Witwe setzt sich auf den Scheiterhaufen und legt den Kopf des Mannes in ihren Schoß. Die Entzündung des Feuers ist Aufgabe des ältesten Sohns. Flüchtet sie aus den Flammen, wird sie zurückgestoßen. Früher standen bewaffnete Wachen bereit, um böse Geister abzuwehren und der Frau den Kopf abzuschlagen, falls sie es sich anders überlegen sollte.[39] Um ein Entkommen zu verhindern, wird die Frau manchmal auch an die Leiche gebunden, oder man schichtet Holz über ihr auf. In anderen Fällen setzt sich die *Sati* in eine Art Hütte auf dem Scheiterhaufen, die dann verschlossen wird. Besonders ehrenvoll ist es, wenn sie das Feuer selbst entfacht. Eine andere Art, die Vollendung des *Sati* zu garantieren, ist der Scheiterhaufen in einer Grube, in die die Witwe springt und die sie in keinem Fall wieder verlassen kann.[40] Die Einnahme von Drogen ist nicht bewiesen, aber wahrscheinlich, um die Euphorie zu steigern und die Qual zu verringern.[41]

Die Schmerzen, die die Witwe beim Verbrennen fühlt, gelten als bedeutungslos. Die *Sati*, heißt es, spürt den Schmerz nicht wie ein gewöhnlicher Mensch, sie rechnet die wenigen Minuten Qual gegen ewige Glückseligkeit auf.[42]

Ist die indische Witwenverbrennung ein religiöser Freitod oder gesellschaftlicher Mord?[43] Auf diese Frage gibt es keine allgemeingültige Antwort. Generell hat die Witwe zwar das Recht, sich frei für oder gegen den *Sati*-Akt zu entscheiden. Die meisten *Dharma*-Texte gestehen der Frau sogar zu, ihre

Entscheidung bis zum letzten Moment zu widerrufen. Das Ritual ist schließlich mit einem sich wehrenden Opfer nicht denkbar, basiert doch der *Sati*-Mythos gerade auf der Freiwilligkeit. Körperliche Gewalt wird eingesetzt, wenn die Witwe nach Entzündung des Feuers zu fliehen versucht.[44] In der Praxis ist ein Rücktritt ohnehin kaum möglich: Hat sich eine Frau einmal entschieden, *Sati* zu werden, erwartet ihre Umgebung von ihr die Ausführung ihres Entschlusses.

Die Freiwilligkeit wird nicht nur durch die religiöse Pflicht zum Freitod eingeschränkt: »Wo die Witwe von ihrer gesamten Umgebung gedrängt wurde und ihr ein elendes Los bevorstand, kann sicher nicht in gleicher Weise von Freiwilligkeit die Rede sein wie da, wo sie die Aussicht auf ein Leben in Ehre und Überfluß hatte und alle Angehörigen und Betroffenen versuchten, sie von ihrem Vorhaben abzuhalten«, gibt Jörg Fisch zu bedenken.[45] Im übrigen steht die Frau zu diesem Zeitpunkt unter enormem Streß: »Sie faßte den Entschluß zur Verbrennung sofort nach dem Tode ihres Mannes, also gleichsam unter Schock.«[46]

Die *Sati* ist ein Opfer des Systems. In einer einzigen Hinsicht ist ihre Entscheidung frei: Wenn die Frau den *Sati* ablehnt, wird sie nicht getötet. Von tausend Witwen entschied sich selbst in den Hochzeiten des *Sati* zu Beginn des 19. Jahrhunderts nur eine für den Tod, die übrigen 999 lebten weiter – verachtet und aus der Gesellschaft verstoßen.[47]

Gegner des *Sati* betrachten den Selbstmord keinesfalls als freie Wahl, sondern als Entscheidung zwischen zwei Übeln: Tod und Witwendasein. In einer

Gesellschaft, die einer Frau keine eigenen Entscheidungen erlaubt, kann sie auch über ihr Leben nicht frei entscheiden: »Sati ist ein Mythos ... Eine freiwillige Sati gibt es nicht.«[48]

**Roop Kanwar – die Sati von 1987**

Roop Kanwar verbrannte am 4. September 1987. Sie war 18 Jahre alt und seit acht Monaten verheiratet. Als ihr Mann starb, hatte sie erst 20 Tage mit ihm zusammen bei seiner Familie in Deorala (Rajasthan) gelebt. Als Todesursache des 23jährigen Mal Singh wurde eine akute Gastroenteritis angegeben, andere sprechen von Selbstmord.[49] Mehr als 200 Menschen kamen zum Scheiterhaufen – doch was sie sahen, bleibt unklar.

Erste Berichte zeichnen das Bild einer heroischen *Sati*, die mit einem überirdischen Lächeln in den selbstgewählten Tod geht. Doch je länger über den Fall berichtet wurde, desto mehr Tatsachen kamen ans Licht, die die Freiwilligkeit in Frage stellen.

Sofort nach Mal Singhs Tod verfluchten die Frauen aus seiner Familie die Braut. Die Verbrennung wurde in höchster Eile arrangiert. Obwohl Roop Kanwars Eltern nur 65 Kilometer entfernt in Jaipur lebten, wurden sie nicht verständigt. Während die Braut zum Scheiterhaufen ging, hatte sie Schaum vor dem Mund. Spätere Untersuchungen ergaben, dass Roop Kanwar unter einer starken Dosis Opium stand. Dennoch gelang es ihr, vom Scheiterhaufen zu fliehen, aber sie wurde in die Flammen zurückgestoßen.[50]

Wirtschaftliche Gründe sollen für die Familie der

Anreiz gewesen sein, aus der Schwiegertochter eine *Sati* zu machen. Sie hätten den Scheiterhaufen neben ihrem Haus und nicht auf dem Verbrennungsgelände aufgebaut, um von dem späteren Pilgerstrom zu profitieren. Wäre sie am Leben geblieben, hätte Roop Kanwar außerdem ihre Mitgift zurückerhalten.[51] Andere vermuten, die junge Frau mußte sterben, weil sie die Todesursache ihres Mannes kannte. Immer noch gilt Selbstmord als Schande einer Familie. Mal Singhs Arzt verschwand nach dem Tod, und niemand weiß, wo er sich aufhält.[52] Die Polizei nahm den 15jährigen Bruder Mal Singhs fest, der den Scheiterhaufen angezündet hatte. Als die Polizei ihrerseits beschuldigt wurde, daß sie den *Sati* zugelassen habe, wurden weitere Personen verhaftet. Alle kamen frei.[53]

Roop Kanwars *Sati* wurde kommerzialisiert. Fotomontagen dokumentieren ihre Verbrennung, ein Tempel wurde geplant. Der Ort profitiert bis heute vom Strom der Pilger.[54]

Neben der Witwenverbrennung gibt es im Hinduismus noch eine weitere Form des rituellen Freitods. *Sadhus* nehmen sich durch extreme Askese das Leben. Die heiligen Männer Indiens – *Sadhu* bedeutet »Mönch«[55] – widmen ihr Leben der Spiritualität. Im Westen sind sie seit mindestens 300 v. Chr. bekannt, die Griechen bezeichneten sie als »nackte Philosophen«.[56] Die Gründe für ein Leben als *Sadhu* sind komplex – von dem Streben nach Erleuchtung über die Sicherung des Lebensunterhalts zur Verbesserung des gesellschaftlichen Status.[57] Ihre Abkehr von der Gesellschaft spiegelt sich in ihrem Aussehen wider:

Einige sind kaum bekleidet, andere tragen nur grobe Stoffe oder die Kleidung Verstorbener, die sie an den Verbrennungsplätzen finden; ihr Haar ist entweder ungeschnitten oder abrasiert. Sie leben in der Wildnis oder an heiligen Stätten, wo sie sich von den Gaben der Gläubigen ernähren. Fast alle gehören einer Sekte an und befolgen deren Verhaltens- und Ernährungsregeln.[58] Einige *Sadhus* sind für ihre Selbstkasteiung berühmt – sie trinken nur Milch, halten jahrelang einen Arm in die Höhe oder verharren im Stehen. Die französische Indienreisende Alexandra David-Néel spricht von »berufsmäßigen Heiligen«, Männern, »deren einziger Beruf, deren Broterwerb es ist, entweder Asket, kontemplativer Mystiker, Kyniker, Dauerpilger zu sein oder sich den Anschein zu geben, es zu sein«.[59] Ihre Zahl geht in die Millionen, doch nur 0,5 Prozent der indischen Bevölkerung wählen diesen Weg zum Heil.[60] Asketentum ist eine Domäne der Männer. Frauen stellen weniger als ein Prozent der *Sadhus*, die meisten von ihnen sind Witwen.[61]

Bereits bei ihrer Initiation sterben Asketen einen gesellschaftlichen und symbolischen Tod. Einige legen sich dazu auf einen Scheiterhaufen, der jedoch nicht angezündet wird. Die Ehe eines Asketen gilt als aufgelöst, er verliert Vermögen und Erbanspruch und ist von allen weltlichen Pflichten entbunden.[62]

Das Ziel von Askese im Hinduismus ist Selbstbefreiung und Sühne.[63] »Askese ist Selbstopfer«, schreibt Michaels.[64] Durch eigenes Zufügen von psychischem und physischem Schmerz kann die Wirkung negativer Taten ausgeglichen werden.[65] In einigen Fällen dauert diese Selbstkasteiung bis zum Tod an – entweder weil die Askese für den Rest des Lebens besteht, oder weil es sich um eine Form von Selbstmord handelt. In beiden Fällen erfolgt die Entsühnung erst mit dem Tod.[66] »Der Tod stellt für den Asketen nicht nur ein mögliches Risiko dar oder gar ein bewußt anvisiertes Ziel, sondern dürfte auch ganz allgemein als die höchste Steigerung der Selbstkasteiung, der gegen den eigenen Leib gerichteten Aggression angesehen worden sein.«[67]

Den einzig wirklich zuverlässigen Weg zur Vollkommenheit eröffnet *Sadhus* die Selbstverbrennung. Einige der indischen Wanderasketen kündigen ihren Freitod an und bitten um Geld, damit sie ihren Entschluß an einem geeigneten Ort in die Tat umsetzen können.[68] In früherer Zeit weit verbreitet war auch das Ertränken an bestimmten Stellen heiliger Flüsse; der Tod im Ganges galt als direkter Weg in den Himmel. Wer sich in der heiligen Stadt Varanasi (Benares) am Ganges tötete, war nicht nur von der Sünde des Selbstmords gereinigt, sondern erhielt alles, was er begehrte. Ein chinesischer Pilger, der Indien zwischen 629 und 645 bereiste, erzählt von religiösen Selbstmorden in Pilgerzentren.[69] Um religiösen Suizid handelt es sich auch, wenn sich Männer beim Jagannatha-Fest in Puri vor die Räder eines riesigen Prozessionswagens warfen, sich von hohen Felsen und in heilige Flüsse stürzten oder zu Tode hungerten.[70]

Alexandra David-Néel sah einen Asketen am Gangesufer von Varanasi sterben: Er quartierte sich in einer Tempelnische an den zum Fluß führenden Terrassen ein und meditierte. Als das Hochwasser kam, ließ er sich überfluten. »Die Leute warfen Blumen vor den Eingang und bekränzten ihn mit Girlanden. Der Sadhu blieb unbewegt; er fastete.«[71] Gläubige mieteten Boote, um ihn aus der Nähe zu sehen. Dann war sein letzter Tag gekommen: »Das Wasser stieg immer weiter, reichte ihm bis zum Gürtel, bis an die Schultern, den Hals, streichelte den Mund und schlug über seinem Kopf zusammen, ohne daß er aus seiner Reglosigkeit erwacht wäre. Die Menge, die sich versammelt hatte, um das Ende des Dramas zu verfolgen, schrie: ›Jai! Jai!‹ (Sieg).«[72]

Der Selbstmord eines Asketen, der im Gegensatz zu dem vieler *Satis* auf einem freien Entschluss beruht, ist heute selten. »So sehr sie das weltliche Dasein ablehnen, werden die Sadhus nicht ermutigt, ihren Tod zu beschleunigen«, schreibt der niederländische *Sadhu*-Experte Dolf Hartsuiker. »In der Vergangenheit wurde der rituelle Selbstmord empfohlen, aber heute gehen Sadhus, die fühlen, daß ihr Ende kommt, freiwillig auf ›den großen Trip nach Norden‹, zu Fuß in den Himalaya und trinken nur Wasser, bis der Körper fällt.«[73]

Rituelle Freitode sind im Indien des 20. Jahrhunderts rar geworden. Nimmt sich heute ein Mensch das Leben, sind vor allem profane Probleme der Grund. Arrangierte Ehen und Liebeskummer sind häufige Motive, aber auch ungewollte Schwangerschaften, Impotenz und Unfruchtbarkeit sowie finanzielle Nöte. Die meisten Verzweifelten töten sich mit Insektiziden, die überall für wenig Geld zu haben sind.[74] Der indische Staat stellt den Suizid per Gesetz unter Strafe. Die Familien von Selbstmördern müssen nicht nur die Rechtsfolgen fürchten, auch die Gesellschaft sieht auf sie herab und isoliert sie. Ein Selbstmord oder dessen Versuch gelten als Schande. Gescheiterte Selbstmörder lehnen es deshalb oft ab, in eine Klinik gebracht zu werden. Familien versuchen, den Freitod eines Mitglieds zu vertuschen und geben statt dessen einen Unfall oder eine Herzattacke als Todesursache an.[75]

Ein weitverbreitetes Phänomen sind in Indien auch die als »brennende Bräute« bekanntgewordenen Mitgiftmorde, die als Unfall oder Selbstmord deklariert werden.[76] In vielen Fällen nimmt sich die junge Frau tatsächlich das Leben – etwa dann, wenn ihre Familie die immer höher werdenden Forderungen nach der Hochzeit nicht erfüllen kann. »Verzeih mir«, heißt es in einem Abschiedsbrief, »seit ich in Dein Haus kam, hatte Deine Familie Schwierigkeiten. Mein Kommen war nicht günstig für Dich. Daher gehe ich jetzt. Ich werde alles tun, damit ich nicht überlebe, da in diesem Fall nicht nur mein Leben zerstört ist, sondern auch das Deine. Bring mich nicht ins Krankenhaus. Ich nehme Dein Kind in meinem Leib mit mir. Vergib mir auch dafür.«[77]

## 2. Gier nach Vernichtung und Martyrium – Freitod im Buddhismus

Wie die Hindus glauben auch die Buddhisten an die Wiedergeburt. Gründer des Buddhismus ist Siddhartha Gotama, der 563 v. Chr. als Prinz in Lumbini an der heutigen Grenze zwischen Nepal und Indien geboren wurde.[1] Mit seiner ethischen Lehre wollte Buddha den Menschen befähigen, den Kreislauf des

Werdens und Vergehens zu durchbrechen, Erleuchtung zu erlangen und ins *Nirvana* einzugehen.[2] Seine Lehre richtet sich an das Individuum, das sich durch eine Änderung seiner inneren Einstellung – die Überwindung von Egoismus und Unwissenheit – selbst befreien kann.[3] An nichts gebunden und deshalb frei zu sein, das ist der Weg zum Heil.[4]

Das Leben ist Leiden, predigte Buddha. Dieses Leiden endet nicht mit dem Tod, sondern setzt sich mit der nächsten Existenz fort.[5] Als welches Lebewesen man wiedergeboren wird, entscheidet das Karma, das als Auswirkung guter und schlechter Taten eines Lebewesens beschrieben werden kann.[6] Das Karma bestimmt, welche Stellung ein Mensch in seinem jeweiligen Leben einnimmt und welche Stufe er auf dem Weg zur Erlösung bereits erreicht hat. »Wir sind von unserem Karma geboren, weil wir den Daseinstrieb haben«, beschreibt die Buddhistin Ayya Kema das Rad der Wiedergeburten. »Wir haben die dringende Begierde (das kann man schon nicht mehr als Wunsch bezeichnen) dazusein. Wenn unser Körper stirbt, ist der Geist weiter da und will sich erneut manifestieren, und so erscheinen wir wieder.« Dieser Daseinswille kann auch ins Gegenteil umschlagen, »wenn wir denken ›die sollen mal sehen, wie sie ohne mich fertig werden‹ und Selbstmordgedanken haben. Dieses Nicht-Daseinwollen ist nichts als die Kehrseite derselben Medaille: Ich will dasein, oder ich will nicht dasein.«[7]

Leben und Tod sind im Buddhismus einander nicht entgegengesetzt.[8] Der Tod ist weder deprimierend noch faszinierend, er ist eine Tatsache – wie das Leben.[9] Das bedeutet jedoch nicht, daß er im buddhistischen Glauben keine Rolle spielt – im Gegenteil: Das Denken an den Tod steht im Zentrum des Buddhismus.[10]

Da das Bewußtsein des Sterbenden die Stufe der nächsten Existenz beeinflußt, gilt der Tod vor allem im tibetischen Buddhismus als Chance: »Sich des Todes bewußt zu sein, ist für die buddhistische Praxis so wichtig, weil der Zustand des Geistes im Moment des Todes großen Einflüß auf die Form der künfti-gen Wiedergeburt hat. Ein tugendhafter und positiver Geist sichert eine positive Wiedergeburt«,[11] erklärt der Dalai Lama, das geistige Oberhaupt der Tibeter. In diesem Sinne ist der Tod für den Buddhisten der Höhepunkt des Lebens.[12]

Auf dem Weg zu einer höheren Existenz oder der endgültigen Befreiung vom irdischen Dasein muß der Buddhist sich vom eigenen Körper distanzieren. Die Suche nach der größtmöglichen Distanz führt bereits zu Buddhas Lebzeiten zu Selbstmorden innerhalb seiner Gemeinde. Nach einer Predigt des Erleuchteten, wie Buddha genannt wird, über die Unreinheit des Körpers töteten sich mehrere Mönche selbst.[13] Als Buddha davon erfuhr, lehnte er deren Tat ab: Das Ziel des Buddhismus sei das Loslassen, nicht Liebe oder Haß des Lebens.[14] Der Wunsch, nicht zu existieren, steht auf einer Stufe mit der Begierde zu existieren.[15]

Jegliche Art von Begehren gilt im Buddhismus als Hindernis auf dem Weg zur Erlösung. Buddha hebt drei Arten von Gier hervor, die das Eingehen ins *Nirvana* verhindern: Gier nach Lust, Gier nach Werden, Gier nach Vernichtung.[16] Zur Gier nach Vernichtung zählt er auch den Freitod. »In spezieller Bedeutung ist die Gier nach Vernichtung die Umkehrung der Daseinsgier, nämlich der Drang zur Selbstbeseitigung«, erklärt der bekannte Indologe und Buddhismusforscher Hans Wolfgang Schumann. »Selbsttötung kann jedoch nicht zur Erlösung führen, da sie nur den Körper, nicht auch sein Kamma [sic] zerstört, sie bewirkt lediglich einen Wechsel der Daseinsform. In seinen Wiedergeburten wird der unerlöste Selbstmörder seinem noch nicht abgegoltenen alten Kamma [sic] so lange wiederbegegnen, bis er es ausgelebt, d. h. die kammische [sic] Wirkung erschöpft hat.«[17] So zieht selbst der Wunsch nach dem Tod ein weiteres Leben nach sich.[18] Der Lehre Buddhas zufolge ist der Freitod also ein vollkommen untaugliches Mittel, um sich von den Übeln und Leiden der Welt zu befreien.

Im Fall eines Suizids entscheidet die Motivation des Selbstmörders über seine nächste Existenz.[19] Selbstmord ist dann eine negative Handlung, wenn er aus Haß, Wut oder Angst begangen wird.[20] Solange ein Mensch von diesen Emotionen beherrscht ist, kann er sich durch Freitod dem Wiedergeburtenkreislauf nicht entziehen. Er bewirkt nichts mehr als einen Wechsel seiner Existenzform.[21]

Einem erlösten Menschen ist der Selbstmord prinzipiell erlaubt, da ihm aufgrund der Befreiung von seinen Begierden keine Wiedergeburt mehr droht. »Sein Selbstmord ist nicht durch Gier nach Vernichtung motiviert, sondern das Resultat weisen Überdenkens der Gründe.«[22]

In der Geschichte kommt es immer wieder zu Freitoden von Buddhisten. Der *Pali*-Kanon berichtet von drei Mönchen, die sich töten. Vakkali und Channa, zwei Schüler Buddhas, nehmen sich wegen unheilbarer Krankheiten das Leben. Buddhas Lob für ihren Tod basiert nicht auf der Tatsache, daß sie sich selbst töteten, sondern daß ihr Geist erleuchtet war. Buddhas Schüler Godhika erreicht sechsmal einen Grad der Erleuchtung, der dem *Nirvana* nahe kam – fällt dann aber wieder ins normale Bewußtsein zurück. Beim siebten Mal tötet er sich mit einem Messer, bevor ihm die Erleuchtung erneut entgleitet. Buddha erklärt anschließend, Godhika habe das *Nirvana* erreicht.[23]

Entscheidend für die Akzeptanz eines Selbstmords ist der Zustand selbstlosen Gleichmuts, in dem ein Mensch stirbt.[24] »So wird sie [die Entscheidung; A. d. V.] zum Ausdruck größtmöglicher Loslösung durch Meditation«, schreibt Maurice Pinguet.[25]

Im Buddhismus gibt es zwei große Strömungen, die sich historisch entwickelt haben: Theravada und Mahayana.[26] Der Zweig des Theravada[27] gilt als die orthodoxe Form des Buddhismus: Sie führt lediglich zur Erlösung des einzelnen Gläubigen und wird vor allem in Sri Lanka, Burma, Thailand, Laos und Kambodscha befolgt.[28] Der orthodoxe Buddhismus warnt vor Askese, Selbstopfer und Freitod. Denn Gewalt, die der Buddhismus ablehnt, ist nicht weniger verwerflich, wenn man sie gegen sich selbst anwendet. Die Opferhandlung lasse die Illusion entstehen, man könne das Ziel durch Zerstörung erreichen.[29] Einige buddhistische Lehrer werten den Selbstmord sogar negativer als Mord.[30]

Der Mahayana-Buddhismus[31] geht einen anderen Weg: Er lehrt, daß der Gläubige die Erlösung nicht nur für sich, sondern auch für andere suchen soll. Er akzeptiert den Freitod als Folge der Askese und als

Opfertod, weil durch ihn das Heil anderer Lebewesen erreicht werden kann.[32] Der Haß auf den eigenen Körper verbindet sich im Mahayana-Buddhismus mit dem Wunsch nach einem schnellen Weg zum Heil. »Tue dein Leben lang nichts, als das Leben zu hassen«, fordert ein Mahayana-Mönch.

Der Mahayana-Buddhismus beruft sich bei seiner Einstellung zum Freitod auf Legenden aus einem der früheren Leben Buddhas. So wird berichtet, daß dieser sich einer halbverhungerten Tigerin zum Fraß anbot. Er wirft sich ihr zu Füßen, doch sie ist bereits zu erschöpft, um ihn anzugreifen. Als er merkt, daß sie selbst zu schwach ist, um ihn zu fressen, schneidet er sich mit einem Bambussplitter die Kehle durch. Als die Tigerin den blutüberströmten Körper wahrnimmt, verschlingt sie ihn.[33]

Mahayana-Mönche üben seit Jahrhunderten Askese[34] – früher sogar bis zur Selbstverstümmelung. Ziel ist, ihre geistige Kraft zu steigern. Einige schnitten sich das Ohr ab oder verzichteten auf einen Finger, um ihre Entschlossenheit zu demonstrieren.[35] Andere opferten ihren ganzen Körper – und damit ihr Leben. Sie ertränkten sich, fasteten bis zum Tod, stürzten sich von einem Berggipfel oder zündeten sich an. Als Vorbild gilt ihnen der Heilige Baisajyaraja, der sich in einem früheren Leben entschloß, zu Ehren Buddhas eine lebendige Fackel zu werden.[36] Heute töten sich nur noch wenige Mönche aus religiösem Eifer; bekannt sind Selbstmorde aus politischen Gründen: So übergossen sich 1963 vietnamesische Mönche in Saigon mit Benzin und zündeten sich an, um gegen das Regime zu protestieren.[37]

### Tashi Tsering – Politischer Freitod in Tibet

Sein Selbstmord sollte ein Zeichen im Kampf für ein freies Tibet sein: Am 26. August 1999 will Tashi Tsering vor dem Potala-Palast in Lhasa die chinesische Flagge durch eine tibetische ersetzen und sich anschließend töten. Als der Bauunternehmer gerade dabei ist, die chinesische Fahne einzuholen, wird er von der Polizei festgenommen. Vergeblich versucht er, den Sprengstoff an seinem Körper zu zünden. Mehrere Polizisten greifen ihn an. Das Tibet Information Network in London berichtet, sein Kopf sei gegen das Heck eines Autos geschlagen worden. Als er ins Gefängnis gebracht wird, sind die Verletzungen so schwer, daß Tashi Tsering nicht mehr gehen kann. Den Polizisten, der Tashi Tsering vor dem Potala-Palast festnahm, beglückwünschten die Behörden zu seinem Beitrag für die »öffentliche Sicherheit«. Im Oktober wird gegen den Inhaftierten Anklage erhoben – was ihm vorgeworfen wird, ist nicht bekannt. Am 10. Februar 2000 gelingt ihm, was er bereits mehrmals versucht hat: Mit einer Rasierklinge schneidet er sich in seiner Zelle die Adern auf. Mehrere Gefängniswächter werden verhört, um herauszufinden, wie Tashi Tsering an die Rasierklinge gelangen konnte.[38]

Der Brauch der Selbstopferung stieß schon immer auf Kritik: Der chinesische Pilger I-tsing, der von 671 bis 695 n. Chr. durch Indien reiste, berichtet, Mönche dürften sich nicht mehr verbrennen, wie das früher geschehen sei. Selbstaufopferung sei nur Laien-Bodhisattvas erlaubt.[39] In Japan wird es

Mönchen 702 n. Chr. offiziell verboten, sich anzuzünden.[40]

Die unterschiedliche Einstellung des Theravada- und des Mahayana-Buddhismus zum Selbstmord zeigt sich noch heute. Im orthodoxen Theravada-Buddhismus steht das Tötungsverbot an oberster Stelle – in Thailand und Sri Lanka gilt Selbstmord als Schande für die ganze Familie. In Thailand gelten Selbstmörder außerdem als mental gestört. Wer einen Suizidversuch überlebt, erfährt oft mehr Beleidigungen als Mitgefühl. Stirbt er von eigener Hand, werden die Verwandten für seinen Tod verantwortlich gemacht. Freunde und Angehörige behaupten oft, das Motiv für den Selbstmord nicht zu kennen.[41] Sri Lankas Buddhisten sehen den Suizid als sinnlose Tat an, die der Erleuchtung im Weg steht. Selbstmord gilt deshalb nicht als Verbrechen, sondern als Fehler. Trotz der sozialen Stigmatisierung reagiert die Familie auf einen Selbstmordversuch meist mitfühlend.[42]

Die vom Mahayana-Buddhismus geprägten chinesischen Gesellschaften Taiwans oder Singapurs verurteilen den Freitod nicht. Auf Taiwan wird der Suizid als Ausdruck von Loyalität und Ehre geachtet – nicht aber die Selbsttötung wegen persönlichem Unglück oder psychischen Problemen. Buddhisten sehen hier den Freitod als Ausdruck dafür an, daß der Betreffende das Leiden nicht ertragen konnte. Deshalb haben sie Mitleid mit gescheiterten Selbstmördern und bieten ihnen Hilfe an.[43]

In Singapur weisen Bürger indischer Abstammung die höchste Selbstmordrate auf, gefolgt von Chinesen.[44] Abschiedsbriefe der Chinesen künden vom

Glauben an ein Leben nach dem Tod. Die Selbstmörder versprechen, ihren Lieben in der nächsten Welt behilflich zu sein und ihre Schuld zurückzuzahlen.[45]

Der Selbstmord ist im Buddhismus eine freie Entscheidung – so frei, wie die Entscheidung eines Menschen eben sein kann, der Teil eines sozialen Gefüges ist. Die Toleranz der Lehre erstreckt sich auf diejenigen, die ihrem Leben ein Ende setzen wollen. Sie gesteht dem Menschen zu, frei zu wählen, wann er von einer Existenz in die nächste wechseln möchte.[46] Im Buddhismus ist der Mensch selbst für sein Seelenheil verantwortlich, den Konsequenzen seiner Handlungen kann er nicht entgehen. Entscheidend ist nicht der Zeitpunkt des Todes, sondern die Harmonie des Geistes.[47]

## 3. Vielfalt des Todes – Selbsttötung bei den Indianern Nordamerikas

Die Indianer-Stämme Nordamerikas stehen in dem Ruf, sich häufiger das Leben zu nehmen als andere Kulturen der neuen Welt. Schon während der spanischen Eroberung kommt es zu Massenselbstmorden unter den Einwohner Nord- und Mittelamerikas. Das gleiche geschieht, als sie im 19. Jahrhundert in die Reservate des Mittleren Westens, Arizonas und New Mexicos gesperrt wurden.[1] Sioux, Algonkin und Cree legen während einer Blatternepidemie am Ausgang des 18. Jahrhunderts massenhaft Hand an sich. Ein alter Mann berichtet dem deutschen Ethnologen Jakob Wisse zu Beginn des 20. Jahrhunderts, daß sich an einem Morgen während des Höhepunkts der Epidemie zwei- bis dreihundert Männer, Frauen und Kinder an den Bäumen in der Umgebung seines Dorfs erhängt haben. Selbst die Überlebenden der Blattern- und Pockenepidemien legen Hand an sich: Sie konnten ihre durch die Krankheiten entstellten Gesichter nicht ertragen.[2]

Jakob Wisse behauptet, daß die Freitodneigung bei Indianern unter bestimmten Umständen größer sei als in anderen Kulturen. Neben Alter und Lebensüberdruß, Zorn, Scham und verletzter Ehre macht er auch Rache, Reue, Beileidsbezeigungen oder Eifersucht und den Protest gegen aufgezwungene Heiraten als Motive für einen Freitod in den indianischen Kulturen aus.[3]

Daß der Freitod unter den nordamerikanischen Indianern häufiger ist als unter anderen Einwohnern des Kontinents, ist genauso ein Vorurteil wie die vermeintlich höhere Bereitschaft der Stämme zur Aggression. Hinter dem Klischee einer »Freitod-Kultur« stehen auch die Glaubensvorstellungen zahlreicher Indianer-Stämme: Für viele Stämme ist die Selbsttötung kein Tabu, Selbstmörder leben im Jenseits genauso glücklich wie Menschen, die eines natürlichen Todes gestorben sind. Manche Stämme sind außerdem davon überzeugt, daß auch wer Hand an sich selbst gelegt hat, in seinem Clan oder seiner Familie wiedergeboren wird. Oft werden nach der Geburt eines Kindes intensive Anstrengungen unternommen, um herauszufinden, von welchem Verstorbenen das Neugeborene seinen Geist empfangen hat.[4]

Die trostlosen Lebensverhältnisse in den Reservaten des Mittleren Westens, Arizonas und New Mexicos sind immer noch das glaubwürdigste Argument für eine größere Suizid-Neigung der Indianer Nordamerikas. Psychologen und Psychiater kritisieren die Reservate als Nährboden für anomische Depressionen. Diese Form der Depression entsteht, wenn zwei unterschiedliche Kulturen aufeinanderstoßen und der einzelne zwischen den beiden Wertsystemen aufgerieben wird. Im Falle der nordamerikanischen Indianer erlebt der Stammesangehörige den Konflikt zwischen seiner traditionellen Kultur und der als überlegen empfundenen Lebenswelt der weißen Amerikaner als lebensbedrohlich. Den Frust der Arbeitslosigkeit und Armut in den Reservaten versuchen viele in Alkohol zu ertränken. Langweile wird durch exzessives Fernsehen kompensiert. Hier wird dem einzelnen ein Lebensstandard vorgeführt, den er im Reservat nie erreichen kann. Dadurch wird die Depression noch verstärkt. Allmählich verliert der Depressive außer seinen kulturellen Normen auch seine indianische Identität und sein Selbstwertgefühl sowie die Hoffnung auf eine Verbesserung seiner Lebensverhältnisse. Bei Jugendlichen werden anomische Depressionen durch das instabile Familienleben verstärkt. Viele arbeitslose Eltern kompensieren ihre Frustrationen und ihre Verzweiflung durch Streit. Aus den Geschichten der Alten lernen die Kinder, daß Freitode in ihren Stämmen einst heldenhafte Taten waren. Weil sie sich vom selbstgewählten Tod die Anerkennung versprechen, die ihnen das Leben versagt, lassen sie ihre zerbrochenen Familien und Träume hinter sich und fliehen in den Freitod.[5]

Die Annahme, Indianer legten häufiger Hand an sich als Menschen aus anderen Kulturkreisen, ist bis heute nicht bewiesen. Zum einen fehlen Soziologen und Psychologen zuverlässige Statistiken, zum anderen lassen sich die Indianerstämme Nordamerikas nicht über einen Kamm scheren. So unterschiedlich die religiösen und ethischen Wertvorstellungen der einzelnen Stämme sind, so differenziert gehen sie auch mit dem Freitod um.[6]

Die Pueblo-Indianer in New Mexico und Arizona etwa werden durch die starke Rolle der Religion sowie die Verurteilung des Individualismus weitgehend von Selbsttötungen abgehalten. Bei den traditionell in Städten lebenden Pueblo ist die Anpassung des einzelnen an die Erwartungen der Gruppe wichtiger als seine eigene freie Willensentscheidung.[7] Die Cheyenne im Mittleren Westen hingegen tolerieren den Freitod. Bevor der Stamm Mitte des 19. Jahrhunderts in die Reservate verbannt wurde, töteten sich Frauen nach einer Beleidigung oder Vergewaltigung, um der gesellschaftlichen Verachtung zu entgehen, die sich daraus ergab. Männer nahmen sich das Leben, indem sie Kriegszüge organisierten, die sie nicht überleben konnten. Um sicherzustellen, daß sie dabei auch sterben, griffen sie ihre Feinde in hoffnungslosen Situationen immer wieder an oder banden sich an einen Pfosten, so daß sie den Pfeilen der Feinde nicht ausweichen konnten.[8] Obwohl die Selbsttötung im Krieg nach der Errichtung der Reservate nicht mehr möglich war, hat sich eine institutionalisierte und verschleierte Form des Suizids bei diesem Stamm bis heute gehalten. Ein Cheyenne, der beleidigt wurde oder einen nahestehenden Menschen verloren hat, erklärt sich vor den Mitgliedern seines Dorfs zum »Crazy Dog«, zum »verrückten Hund«. Von diesem Zeitpunkt an muß er sich vollkommen widersinnig verhalten, das Gegenteil dessen sagen, was er eigentlich meint, und sich so lange Gefahren aussetzen, bis er dabei zu Tode kommt. Die amerikanischen Psychiater John Webb und William Willard stellen das traditionelle »Crazy Dog«-Verhalten von Geflecktem Hasen, einem Cheyenne aus der Zeit vor der Errichtung der Reservate, der Selbsttötung eines Cheyenne im 20. Jahrhundert gegenüber:

*»Gefleckter Hase (ein ›Crazy Dog‹ vom Stamm der Crow) stieg auf sein Pferd und ritt singend durch das Lager. Seine Mutter lief ihm dabei hinterher. Dann näherten sich die Crow den Hügeln, in denen sich die Dakota versteckt hielten. Als sie einen buckeligen ›Crazy Dog‹ der Dakota erblickten, hielten sie an. Gefleckter Hase jedoch hielt direkt auf den ihn erwartenden Dakota zu. Der Dakota schoß Gefleckten Hasen in die Brust und tötete ihn.«*

*»In der letzten Woche seines Lebens träumte Melvin One Crow von einem Mann ›ganz in Schwarz‹ … Den Nachmittag des 14. Oktobers verbrachte er mit seinen Freunden trinkend im White Clay … Als Melvin die Bar allein verließ, war es noch hell. Er stieg in seinen Wagen und fuhr in Richtung Pine Ridge los. Auf der Straße fuhr er Schlangenlinien. Dann drehte er um und fuhr auf der falschen Straßenseite zu-*

*rück. In der Nähe von Mocassin Park prallte er frontal auf ein entgegenkommendes Fahrzeug. Melvin One Crow war sofort tot.«*[9]

Den Apachen – aus Bilderbüchern und Western Inbegriff der amerikanischen »Rothaut« – wird nachgesagt, äußerst aggressiv zu sein, selbst kleinere Streitereien und Kränkungen in Familienfehden auszutragen und sich in ausweglosen Situationen selbst zu verbrennen.[10] Wurden sie von ihren Feinden gefangengenommen und gefoltert, sollen die Apachen am Marterpfahl von ihrem eigenen Tod als etwas Unbedeutendem gesprochen haben. Ihr Volk könne sie entbehren, es gäbe andere Krieger, die sie rächen würden. Wenn sie von ihren Schmerzen erschöpft waren, sollen die Apachen ihre Totenlieder angestimmt haben und schließlich gestorben sein, ohne ihre Feinde etwas von ihren Schmerzen wissen zu lassen.[11]

In den Reservaten kehren die Apachen ihre Aggressivität nach innen und nehmen sich das Leben. Sie greifen zu Schußwaffen oder verbrennen sich selbst – Suizidformen, bei denen ein tödlicher Ausgang sehr wahrscheinlich ist.[12] Da keine starken religiösen Normen bestehen und das Recht des einzelnen ein hohes Ansehen genießt, gibt es keine kulturellen oder ethischen Hindernisse, die sie von ihrem Vorhaben abbringen könnten.[13]

Bei den Mohave ist die Selbsttötung frei von Tabus. In der Mythologie des Stammes aus der Mohave-Wüste im Südwesten der Vereinigten Staaten steht jeder Tod in einem engen Zusammenhang mit dem Ableben des Urgottes Matavilya. Sein durch einen Willensakt herbeigeführtes Sterben dient den Mohave als Vorbild: Jeder Tod ist für den Stamm ein Willensakt – auch der Selbstmord. Die Mohave machen deshalb auch keine Unterschiede zwischen den einzelnen Todesarten und beerdigen Selbstmörder mit den gleichen Zeremonien wie Menschen, die an Krankheit oder Altersschwäche gestorben sind. In der Mohave-Kultur gilt auch jeder Tod als Selbstmord, der von einem Menschen herbeigeführt wird, der sterben, sich jedoch nicht selbst töten will. Als Selbstmord gilt den Mohave auch die provozierte Tötung durch die Hand eines Feindes oder Hexerei.[14]

Die Glaubenswelt der Mohave liefert dem einzelnen zahlreiche gute Gründe für eine Selbsttötung. Neben Ehebruch, enttäuschter Liebe, Inzest oder Krankheit nehmen sich Mohave auch deshalb das Leben, weil die Toten sie dazu verführen, ihnen in die »ewigen Jagdgründe« zu folgen. Auf dem Wunsch, sich mit den Toten wieder zu vereinen, beruhte auch der einst bei den Mohave-Frauen verbreitete Brauch, sich gemeinsam mit ihrem verstorbenen Mann verbrennen zu lassen.[15] Es mag dahin gestellt sein, ob Jakob Wisses Annahme korrekt ist, daß dahinter auch die Angst der Frauen vor den Grausamkeiten stand, die auf den Tod ihres Mannes folgten: Dem deutschen Ethnologen zufolge mußten Witwen neun Tage lang fasten, jede Nacht bei ihrem toten Ehemann schlafen und auf dem entzündeten Scheiterhaufen verharren, bis die Flammen auch an ihrem eigenen Körper nagten; danach wurden sie drei bis vier Jahre lang als Sklavinnen gehalten.[16]

Als einer der wenigen Indianer-Stämme Nordamerikas verurteilen die Navajo den Freitod. Sie glauben, daß jeder Tod – außer der aus Alterschwäche – unnatürlich ist und der Kontakt mit einem Toten notwendig ein schlimmes Schicksal und Krankheiten mit sich bringt:

> *»Das angestrengte Bemühen darum, auf keinen Fall mit einem Toten oder irgend etwas, das mit ihm zu tun hat, in Berührung zu kommen, beruht auf der Angst vor Geistern ... Ein Geist ist dabei der schlechte Teil einer menschlichen Seele. Er wird sich immer für Beleidigungen oder Vernachlässigung rächen. Geister können Menschen jagen, ihnen auf die Brust springen, ihre Kleidung zerreißen oder sie mit Schmutz bewerfen. Nicht nur ihr Treiben selbst ist beängstigend, es ist auch ein Vorbote von künftigen Katastrophen.«*[17]

Weil die Geister von Menschen, die sich selbst getötet haben, besonders schädlich für die Lebenden sind, lehnen die Navajo den Freitod ab. In dieser Überzeugung liegt jedoch zugleich ein Motiv für die Selbsttötung: Weil sie glauben, daß sie durch ihren Suizid den Hinterbliebenen schaden können, nehmen sich Menschen auch das Leben, um die Hinterbliebenen zu verfluchen. Oft tun sie dies an einem Platz, an dem ihre Angehörigen sie mit großer Wahrscheinlichkeit finden.

Außerdem sind die Navajo wie die Sioux davon überzeugt, daß die Selbsttötung dem Vater allen Lebens mißfällt. Deshalb wird der Selbstmörder im Jenseits für seine Tat bestraft: Er ist auf ewig dazu verdammt, die Werkzeuge seiner Selbsttötung mit sich herumzuschleppen. Angeblich wählen Sioux und

Navajo, die sich erhängen wollen, deshalb den kleinstmöglichen Baum für ihren Tod.[18] Die Vorstellungen der Sioux und Navajo, die den Selbstmördern ein Leben im Totenreich verweigern, beruhen auf der Idee, daß das Leben im Jenseits genauso verläuft wie auf Erden. Weil ein Mensch durch seinen Freitod den Stamm schwächt, dem er angehört, bekommt er auch in den Stämmen des Jenseits keinen Platz.[19]

In der Glaubenswelt anderer Indianerstämme erwartet Selbstmörder nach dem Tod oft kein schlimmeres Schicksal als Menschen, die im Bett gestorben sind. Die Schamanen der Schoschonen und Mohave behaupten, nicht zu wissen, was mit der Seele eines Selbstmörders geschieht. Der Geist des Toten könne sich auflösen und allmählich verschwinden.[20] Es sei aber auch möglich, daß die Seele einfach stirbt und sich in nichts auflöst. Schoschonen-Schamanen, die behaupten, der Geist eines Selbstmörders dürfe die Erde nie verlassen und müsse auf ewig ruhelos umherwandern, bilden die Ausnahme.[21]

Die Algonkin und Schwarzfuß-Indianer glauben ebenfalls, daß es einem Selbstmörder im Jenseits nicht schlechter ergeht als anderen Toten. Er muß zwar zunächst unter großen Mühen einen steilen Abhang hinaufsteigen und sich den Weg zu einem großen Zeltlager suchen. Wenn er von den Bewohnern jedoch willkommen geheißen wird, darf er für immer glücklich in dem Dorf leben. Falls nicht, so muß er – wie jeder andere Tote, dem die Aufnahme verweigert wird – auf Erden als Quälgeist fortleben – eine schwere Strafe.[22]

Wie die Algonkin und die Schwarzfuß-Indianer glauben auch die Cheyenne, daß nach dem Tod alle

Menschen gleich sind. Es gibt keine jenseitige Bestrafung von Sünden – Tugenden werden nicht belohnt. Die Toten setzen in den »ewigen Jagdgründen« einfach das Leben fort, das sie bereits auf Erden geführt haben.[23]

Nordamerikanischen Indianern mag es aufgrund der traditionellen Freizügigkeit ihrer Kulturen im Umgang mit dem Freitod leichter fallen, Hand an sich zu legen, wenn sie den schrecklichen Lebensumständen in den Reservaten entfliehen wollen. Die Suizidraten sind deshalb nicht höher. Ob das Fehlen ethisch-religiöser Selbstmord-Tabus ein ausschlaggebendes Motiv sein kann, ist mehr als fraglich. Vielmehr dürften Arbeits- und Hoffnungslosigkeit sowie Alkoholismus und Drogen die häufigsten Gründe für einen Suizid sein. Der durch religiöse Vorstellungen bedingte tolerante Umgang mit der Selbsttötung räumt Menschen in den Reservaten solange nicht mehr Freiheit ein, sich das Leben zu nehmen, solange die soziale Lebenswirklichkeit die Freiheit der Indianer beschneidet.

## 4. Sterben für die Gruppe – Suizid in Afrika, Indonesien und der Südsee

Zu Beginn des 20. Jahrhunderts beschäftigen sich Ethnologen intensiv mit dem Freitod bei sogenannten Naturvölkern. Im Zuge des von Emile Durkheim ausgelösten Forschungsinteresses für den Freitod schreiben Völkerkundler wie Bronislaw Malinowski, Jakob Wisse und Hans Joachim Sell dicke Bücher darüber, weshalb sich Menschen auch dann das Leben nehmen, wenn ihnen Industrialisierung, Armut und Alkoholismus fremd sind. Mit viel Zeit, Energie und detektivischem Spürsinn suchen diese Wissenschaftler eine Antwort auf die Frage: »Was bewegt Menschen von Alaska bis Vanuatu dazu, Hand an sich zu legen?«

In Kulturen, die in Einklang mit der Natur leben, haftet dem Freitod immer etwas Rätselhaftes und Mysteriöses an. Selbstmordhäufigkeiten werden nicht statistisch erfaßt. Jede wissenschaftliche Erkenntnis beruht auf mündlichen Berichten von Angehörigen und Freunden des Verstorbenen. Ein Blick in die Geschichte des Freitods in diesen Kulturen ist deshalb fast ebenso schwierig wie eine exakte und zuverlässige wissenschaftliche Untersuchung des Themas. Oft ist der Freitod auch für die »Naturvölker« selbst ein Rätsel. Angehörige von Stämmen aus den unterschiedlichsten Weltgegenden, von den Yahganen im chilenischen Tierra del Fuego bis hin zu den Bewohnern der Andamanen-Inseln im Indischen Ozean, behaupten zu Beginn des 20. Jahrhunderts gegenüber Ethnologen aus Europa und den USA, noch nie davon gehört zu haben, daß sich ein Mensch das Leben nimmt. Als der englische Völkerkundler Sir G. Grey einen Bewohner der Karolinen-Inseln im Südpazifik zur Freitod-Problematik in seiner Kultur befragt, versteht dieser zunächst nicht, wovon die Rede ist. Als er die Bedeutung der Fragen versteht, antwortet er, daß er sich etwas derart Lächerliches nicht vorstellen könne.[1]

Die Ethnologie konnte diesen Schwierigkeiten zum Trotz im Lauf der Jahrzehnte Darstellungen des Freitods bei »Naturvölkern« vorlegen, die in vielerlei Hinsicht an europäische Verhältnisse erinnern. Neben der Vorstellung, daß ein Mensch verhext wurde oder von einem bösen Geist besessen ist, wenn er sich das Leben nimmt, sind Freitode auch in der Südsee, in Indonesien oder Afrika wie in Europa durch Eheprobleme, schwere Krankheiten oder den Verlust der eigenen Stellung in der Gesellschaft motiviert. Auch das Gefühl, im Alter nicht mehr erwünscht zu sein, Scham, Rache und Angst vor Impotenz sind als Beweggründe des Freitods weit verbreitet.[2]

Bei einigen »Naturvölkern« stehen Freitode in engem Zusammenhang mit der sexuellen Leistungsfähigkeit des einzelnen. Der amerikanische Ethnologe Paul Bohannan führt acht Prozent der Freitode bei den Busoga im südöstlichen Uganda auf sexuelles Unvermögen zurück.[3] Da Sexualität den Fortbestand der Gruppe sichert, ist die Fähigkeit des einzelnen, Kinder zu zeugen und zur Welt zu bringen, eine seiner wichtigsten gesellschaftlichen Aufgaben. Wer dieser Pflicht aufgrund von Impotenz oder Unfruchtbarkeit nicht nachkommen kann, verliert seine soziale Rolle und Funktion. Sexuelles Versagen ist ein Makel, dem Menschen entfliehen, indem sie Hand an sich legen.[4]

Paul Bohannan veranschaulicht diesen Sachverhalt mit dem Bericht eines Freitods bei den Busoga: Am Morgen des 31. Dezember 1953 wurden Mako Mukama und seine Frau Yezefina tot in ihrer Hütte aufgefunden. In der Nacht zuvor hatte Mako zunächst seine Frau getötet. Dann erhängte er sich selbst. Makos zweite Frau, Jeneti, erzählte Bohannan, daß ihr

Mann unter Impotenz litt und deshalb einen Doktor konsultiert hatte. Ein Nachbar und Makos Vater bestätigten Jenetis Bericht. Sie erzählten außerdem, daß Mako Yezefina der Untreue beschuldigt und sie deshalb als Ursache seines sexuellen Versagens verurteilt hatte.

Etliche Freitode sind in Uganda auch durch ein Gefühl der Unfähigkeit motiviert, dem eigenen Leben einen Sinn zu geben. Bei den Busoga – nicht anders als in zahlreichen anderen Kulturkreisen auch – lebt ein Mensch dann sinnerfüllt, wenn er Erfolg hat und gesellschaftliches Ansehen genießt. Reicher Kindersegen spielt dabei eine entscheidende Rolle. Männer müssen deshalb sexuell über ihre Frauen herrschen. Will sich eine Frau diese Herrschaft nicht gefallen lassen, »rebelliert« sie mit Seitensprüngen und sucht sich auf diesem Weg ihre Freiheit.[5] Ihre Untreue kann einen Mann dazu treiben, sich das Leben zu nehmen. Wird bei den Bakiga im westlichen Uganda ein Mann von einer Frau abgewiesen oder beschuldigt er seine Ehefrau der Untreue, nimmt er sich nicht selten das Leben. Er glaubt, die Frau habe ihn durch die Zurückweisung verhext und seiner Potenz beraubt.[6]

Für die Bakiga wie für viele andere »Naturvölker« steht hinter jedem Todesfall schwarze Magie.[7] Der böse Geist, die Hexenkraft, die einen Menschen in den Suizid treiben können, gelten als besonders mächtig. Deshalb wird auch die Leiche des Selbstmörders besonders gefürchtet und verachtet. Sein Leichnam wird ohne Begräbnisrituale in ein Grab geworfen oder im Busch liegengelassen.[8] Die Busoga des südöstlichen Uganda glauben außerdem, daß bestimmte Naturgeister – die »misambwa« und »mizimu« – einen Menschen verrückt machen und in den Tod treiben können.[9] Viele Völker sind außerdem davon überzeugt, daß auch bestimmte Gegenstände oder Substanzen einen Menschen töten können, ohne jemals direkt mit ihm in Berührung zu kommen. Diese Fetische werden zunächst verhext und dann auf die Türschwelle oder einen Weg gelegt, den das Opfer regelmäßig geht.

Die Opfer des schwarzen Zaubers erhängen sich zumeist am Türbalken ihrer Hütte oder an einem Baum. Sind der Türsturz oder der Ast nicht hoch genug, ziehen sie die Füße an, damit der Körper frei herabfallen kann.[10] Auch wenn der Freitod auf Hexerei, und nicht auf dem freien Willensentschluß beruht, muß er in den Augen vieler »Naturvölker« verurteilt und bestraft werden. Nur so kann sichergestellt werden, daß der Vorfall keine schicksalhaften Folgen für die Gemeinschaft hat. Zumeist wird die Hütte oder der Baum verbrannt, an dem die Leiche hängt. Die Joluo in Kenia graben auch das Wurzelwerk aus und verbrennen es. Wenn sich ein Joluo das Leben genommen hat, muß sich seine gesamte Familie zudem strengen Reinigungsritualen unterziehen, um das Schicksal abzuwenden, das der Vorfall heraufbeschworen hat.[11] Wie bei den Bakiga wird der Leichnam des Selbstmörders ohne Beerdigungsrituale in eine Grube geworfen – oder in der Wildnis liegengelassen. Oft wird er – wie im mittelalterlichen Europa – an einer Wegkreuzung verscharrt.[12]

Szenenwechsel: In Asien scheinen die Beweggründe für einen Freitod differenzierter zu sein als in Afrika. Bei vielen indonesischen Stämmen treiben die

Angst vor Schande und erfahrene Demütigungen einen Menschen in den Tod. Ein Sprichwort der Batak auf Sumatra besagt: »Der Tod ist der Schande vorzuziehen.« Nicht selten ist die Schmach sexueller Natur. Auf Sumatra, Nias und bei den Toradja auf Sulawesi nehmen sich unverheiratete, schwangere Frauen das Leben, wenn sie den Fötus nicht abtreiben können.[13] Vergleichbares geschieht bei den Sarawak im Nordwesten Borneos. Hier ist es üblich, daß junge Männer vor der Hochzeit mit einem Mädchen schlafen, um herauszufinden, ob es ihnen auch zahlreiche Kinder schenken kann. Viele der jungen Frauen haben vor den Folgen dieser Begegnung Angst und nehmen sich deshalb das Leben – egal ob uneheliche Schwangerschaft oder Unfruchtbarkeit, beides bedeutet Schande.[14]

Auch unglücklich Liebende wählen den Freitod als Ausweg aus ihrer Qual. Der Glaube mancher Stämme verspricht ihnen ein Wiedersehen im Jenseits. Im Totenreich wird sich das Paar im Schatten eines giftigen Strauchs wiederfinden. Das Gift der Pflanze beschützt sie dabei vor dem Zugriff ihrer gefühllosen Eltern.[15]

Angst vor Unfreiheit und Krankheiten sind als Gründe für einen Suizid in Indonesien nicht weniger bedeutsam als unglückliche Liebe und sexuelle Schmach. Über Jahrhunderte gehen die zahlreichen Sultanate des Inselreiches immer wieder im eigenen Land auf Sklavenfang. In den urwaldbewachsenen Bergen Sumatras, Borneos und Javas nehmen sie Mitglieder der dort lebenden Stämme gefangen und bringen sie an Händen und Füßen gefesselt nach Yogyakarta, Aceh oder Bandung. Viele Opfer ergreifen die erste Möglichkeit, um zu entkommen. Können sie einer Waffe habhaft werden, töten sie nicht selten zuerst ihre Bewacher und dann sich selbst. Werden sie auf Schiffen von einer Insel zur anderen transportiert, springen sie über Bord – wohlwissend, daß sie in den haiverseuchten Gewässern nicht überleben können.[16]

Auch wenn sie an unheilbaren Krankheiten leiden, nehmen sich bei den »Naturvölkern« Indonesiens Menschen das Leben. Zusätzlich zu ihren Schmerzen leiden die Betroffenen unter der gesellschaftlichen Isolation. Hans Joachim Sell berichtet von einem Dorf auf Sumatra, das verlassen wurde, nachdem sich eine an Lepra erkrankte Frau das Leben genommen hatte. Die Furcht der Dorfbewohner vor dem Geist, der hinter der Krankheit und dem Freitod stand, war so groß, daß sie absichtlich einen unfruchtbaren und abstoßenden Platz für den Neubau ihres Dorfs wählten. Sie wollten unter allen Umständen verhindern, daß ihnen der Quälgeist in die neue Heimat folgt.[17]

Wer sich in Indonesien das Leben nimmt, erhängt, ertränkt oder vergiftet sich.[18] Wer sich vergiftet, wählt zumeist den Saft der Tuba-Pflanze. Das Gift wird gegessen oder auf die Spitze eines Pfeils aufgetragen, mit dem man sich dann die Haut aufritzt. Andere Gifte sind Ipok und Limuan. Sie werden getrocknet und als Zigarette geraucht oder in Wasser aufgelöst und getrunken. Auf einen kurzen Schwindel und ein Gefühl der Benommenheit folgt bei diesen Giften schnell ein schmerzloser Tod. Alle drei Pflanzen wachsen in großen Mengen in den indonesischen Urwäldern.[19]

Zahlreiche Stämme Indonesiens glauben daran, daß Selbstmörder von bösen Geistern besessen sind oder ihre Hand von Dämonen geführt wird. Gegen diese Mächte kann der Betroffene keinen Widerstand leisten.[20] Ebenso häufig findet sich die Vorstellung, daß sich in der Todesart eines Menschen widerspiegelt, ob er gut oder schlecht gelebt hat. Da der Freitod immer als ein schlechter Tod gilt, nehmen viele Stämme an, daß auch der Selbstmörder ein schlechter Mensch war.[21]

Durch seinen »schlimmen« Tod ist der Selbstmörder im Totenreich dazu verdammt, ein trostloses, von den anderen Toten abgeschiedenes Dasein zu fristen.[22] Dieses Schicksal beginnt bereits auf dem Weg ins Totenreich. Viele Stämme glauben, daß es unterschiedliche Wege in die jenseitige Welt gibt: Einen für die, die sich mit Tuba vergiftet, einen anderen für jene, die sich die Kehle durchgeschnitten haben. Ihr Weg führt über die Schneide eines Schwertes. Für Angehörige einer Kultur, die grundsätzlich barfuß gehen, ist dieses Schicksal besonders schmerzhaft.[23]

Wer eines natürlichen Todes gestorben ist, wird auf Schiffen ins Reich der Toten befördert. Auf seiner Reise kommt er zunächst am Dorf der Diebe und unehelichen Kinder vorbei. Dann geht es weiter zum Dorf der Selbstmörder. Menschen, die sich ertränkt haben, müssen hier ewig bis zur Hüfte im Wasser stehen. Wer sich vergiftet hat, muß in Häusern wohnen, die aus dem Holz von Giftpflanzen errichtet wurden. Der Wächter des Totenreichs macht täglich tiefe Schnitte in die Balken, so daß die Bewohner unter den giftigen Ausdünstungen leiden müssen. Rund um die Häuser wachsen außerdem massenhaft Ipok und Tuba.[24] Die Kayan auf Borneo glauben darüber hinaus, daß Selbstmörder rast- und heimatlos im Dschungel umherziehen und sich ihre Nahrung – dürre Wurzeln und magere Beeren – mühsam zusammensuchen müssen.[25]

Da Selbstmörder in den Augen der indonesischen Stämme keine Aufnahme in das Totenreich finden, werden sie zu Wiedergängern.[26] Im Glauben einiger Stämme verwandelt sich die Seele des Selbstmörders in ein Insekt, das die Lebenden heimsucht und ihnen Krankheiten bringt.[27] Von Sumatra berichtet Hans Joachim Sell: »Bei einem Hahn-Orakel der Toba-Batak, das berufen wird, um die Herkunft einer Krankheit auszumachen, bedeuten Haare im Vormagen des Hahns, daß die Krankheit durch den Geist eines Selbstmörders verursacht wurde.«[28] Die Bewohner von Nias glauben, daß Schwangere, die den Ort eines Selbstmords aufsuchen, ihr Kind verlieren. Kommt das Baby doch zur Welt, gleicht es einem Erhängten. Es hat einen dicken Hals und verdrehte Augen.[29]

Die Karo-Batak und andere Stämme versuchen, Wiedergänger durch besondere Ehrerbietung und Opfergaben zu besänftigen. Für Jakob Wisse beweist das jedoch keineswegs, »dass [sic] sie den Selbstmord billigen, sondern nur, dass sie die Seele des Selbstmörders fürchten und sie durch besondere Verehrung und Opfer sich günstig zu stimmen trachten«.[30] Insgesamt überwiegt die Verachtung. Sie äußert sich auch in der Behandlung der Leiche, die am Unglücksort liegengelassen, im besten Fall in den Busch geworfen oder verscharrt wird. In die Dörfer darf der Leichnam unter keinen Umständen mitgenommen werden. Kommt die Leiche eines

Selbstmörders mit einem Ort in Berührung, an dem Menschen leben, sucht sich der Geist des Toten hier einen Spukplatz.[31]

In den Weiten des Pazifik: Auch in Melanesien treiben gesellschaftliche Zwänge Menschen in den eigenen Tod. In ihren Reisebeschreibungen berichten die ersten Europäer, die auf die Fidschi-Inseln kommen, davon, daß sich Frauen nach dem Tod ihrer Männer hier – wie in Indien – töten lassen. Auch auf Tana, Santa Cruz und den Salomon-Inseln folgen Witwen ihren Männern in den Tod. Nicht selten töten sich auch Freunde, nahe Verwandte, die eigene Mutter und die Dienerschaft.[32] Die Mehrzahl der Südseeinsulaner sieht diese letzte Ehrerweisung als Pflicht an. Zudem ist sie der einzige Weg für eine Frau, in den Himmel zu kommen. Das Paradies ist nach Auffassung der Fidschianer – ebenso wie im Hinduismus – den Männern vorbehalten. Bleibt sie am Leben, muß die Witwe außerdem befürchten, von der Gesellschaft verachtet und ausgestoßen zu werden.[33] Zumeist wird die Witwe nach einem Abschiedsfest auf ihre eigene Bitte hin von Verwandten im Schlaf stranguliert. Ist niemand bereit, ihren Wunsch zu erfüllen, legt sie selbst Hand an sich, indem sie sich mit einem Pflanzengift betäubt und dann in der Nähe des Grabes erhängt.[34]

Möglich ist der letzte Dienst allerdings nur, solange der Verstorbene noch nicht beerdigt wurde. Ist der Ehepartner erst begraben, kann seine Seele auf dem Weg ins Jenseits nicht mehr eingeholt werden.[35] Der Brauch, einem geliebten Menschen in den Tod zu folgen, ist in der gesamten Südsee weit verbreitet. Nicht selten nimmt sich auf Lifu und den Neuen Hebriden die Mutter oder eine Tante beim Tod eines Babys das Leben. Nur so kann sichergestellt werden, daß das Kind im Jenseits die nötige Pflege bekommt.[36]

Weil im pazifischen Becken der Glaube vorherrscht, daß ein Mensch nach seinem Tod in dem Zustand weiterlebt, in dem er aus dieser Welt geschieden ist, lassen sich auf Fidschi, den Aru-Inseln, den Neuen Hebriden, Ruk und Kussaie sowie Neukaledonien auch alte Menschen töten, bevor sie gebrechlich und geistig verwirrt werden. Eltern erklären in diesen Fällen ihren Kindern, daß sie nicht länger leben möchten, und bitten sie darum, sie zu töten. Kinder, die diesen Todeswunsch ignorieren, machen sich in den Augen ihrer Eltern der Vernachlässigung und Mißachtung schuldig.[37]

Auch unheilbar Kranke bitten in der Südsee ihre Angehörigen darum, sie von ihrem Elend zu befreien. »Allerdings sind zuweilen die Verwandten des Kranken es überdrüssig, ihm [sic] länger aufzupassen«, urteilt Jakob Wisse, »und begraben ihn, wenn sie meinen, dasz [sic] er dazu bereit zu sein hat, aber selbst in solchen Fällen geben die Kranken und Alten ihre Zustimmung.«[38]

Auf den Trobriand-Inseln vor der Küste Papua-Neuguineas haben zahlreiche Freitode ihren Grund im Inzest. Bronislaw Malinowski berichtet von einem Mädchen, das sich der »Blutschande« schuldig gemacht hatte und daraufhin Hand an sich legte. Ein Mann, der die junge Frau heiraten wollte, dessen Zuneigung aber nicht auf Gegenliebe stieß, beschuldigte das Mädchen im ganzen Dorf ihres »Verbrechens«. Nach dieser Beleidigung schmückte sie sich »mit ihren Festkleidern und Zieraten und warf sich von einem Palmbaume hinab«.[39] Die Selbsttötung der jungen Frau war, so Malinowski, nicht zuletzt durch den Glauben motiviert, daß Inzest die innere Ordnung des Stamms so schwer verletzt, daß sie nur noch mit dem Blut des »Verbrechers« beziehungsweise der »Verbrecherin« reingewaschen werden kann.[40]

»Blutschänder« nehmen sich auf den Trobriand-Inseln das Leben, indem sie den Inhalt der Gallenblase des Soka-Fisches trinken. Das Gift führt einen blitzhaften Tod herbei.[41] Wer sich in der Südsee das Leben nehmen will, erhängt sich mit den Lianen einer äußerst giftigen Schlingpflanze oder springt von einer Palme. Alte und Kranke lassen sich erdrosseln oder sogar lebendig begraben. Männer, die schwer gekränkt wurden, gehen in der Hoffnung, getötet zu werden, in das Dorf eines feindlichen Stamms.[42] Wer nicht wirklich sterben will, sondern mit seinem Freitod vielmehr um die Solidarität und Hilfe der Gemeinschaft bittet, greift zum nicht sehr giftigen Saft der Tuva-Pflanze. »Durch Brechmittel wird dann die Sache wieder eingerenkt«, kommentiert Jakob Wisse.[43]

In der Südsee, in Afrika und Indonesien kann ebenso wenig von einem selbstbestimmten Freitod die Rede sein wie in Indien, Japan oder Europa. Eine Witwe, die sich nach dem Tod ihres Mannes erdrosseln läßt, ist genauso unfrei in ihrer Entscheidung wie die junge Frau, die auf den Trobriand-Inseln Hand an sich legt, weil sie die Sitten ihrer Kultur verletzt hat. Beide stehen unter einem kulturellen und moralischen Zwang. Alte und Kranke, die auf ihre eigene Bitte hin getötet werden, scheinen sich zwar freiwillig gegen eine schmerzerfüllte Fortsetzung ihres Daseins zu entscheiden. Der Wunsch, im Jenseits nicht krank und gebrechlich weiterzuleben, mag ihnen ihren Entschluß erleichtern. Dienen der Gesellschaft diese Glaubensvorstellungen jedoch nicht auch dazu, sich auf einem eleganten Wege von Mitgliedern zu befreien, die nur Arbeit und knappe Ressourcen in Anspruch nehmen und so das Überleben der Gruppe behindern? Hinter diesen Selbsttötungen scheint ebenso deutlich wie bei den afrikanischen Impotenz-Freitoden die Vorstellung zu stehen, daß der Wert des menschlichen Lebens von der Fähigkeit abhängt, den Fortbestand der Gruppe zu gewährleisten. Ist der einzelne dazu nicht mehr in der Lage, hat er gleichsam die Pflicht, sich den Tod zu geben, um die Gemeinschaft nicht weiter zu belasten.

## *5. Sterben wie die Kirschblüte – Der Freitod in Japan*

In Japan spielt der Freitod traditionell eine große Rolle. Die Selbsttötung ist hier – anders als im Christentum – keine Sünde.[1] Trotzdem hat der einzelne in der japanischen Kultur nicht die unumschränkte Freiheit dazu, sein Leben zu lassen. Unter bestimmten Bedingungen ist die Selbsttötung vielmehr eine Pflicht.[2]

Die japanischen Psychologen Mamoru Iga und

Kichinosuke Tatai beschreiben die Gesellschaftsordnung ihres Landes als grundsätzlich autoritär und von einem starken Wettbewerbsdenken geprägt. Sinn des Lebens ist es, der Gesellschaft zu dienen und Erfolg zu haben. Wer an diesen Aufgaben scheitert, hat nach der traditionellen japanischen Morallehre die Verpflichtung, sich das Leben zu nehmen. Nur durch die Aussonderung der »Versager« kann der Zusammenhalt und der Fortschritt der Gesellschaft gewährleistet werden.[3] Zum Freitod »verpflichtet« ist auch, wer durch eine unstandesgemäße Liebschaft Schande über seine Familie bringt.[4]

Der tabufreie, wenn auch nicht ganz freizügige Umgang der Japaner mit dem Freitod beruht auch auf der Verachtung des irdischen Daseins durch den Shintoismus. In dieser japanischen »Variante« des Buddhismus ist das Leben des Menschen auf dieser Welt bedeutungslos. Die Welt ist eine durch Krankheit und Alter mit Leiden erfüllte Durchgangsstation. Sie ist nicht die wirkliche Heimat des Menschen. Vor dem Tod braucht sich der Mensch nicht zu fürchten. Lediglich einige Sekten drohen dem Sünder mit den ewigen Strafen der Hölle. In der reinen Lehre des Shintoismus muß sich der Mensch dagegen nicht davor fürchten, nach dem Tod für seine Sünden büßen zu müssen. Durch den Tod wird der einzelne in Japan vielmehr zu einer Gottheit, zu einem mächtigen Fremden, dem die Lebenden Achtung und Verehrung schulden.[5]

In den Bürgerkriegen, die das Land zwischen dem 12. und 16. Jahrhundert heimsuchen, entwickelt sich auf diesen religiösen, moralischen Grundlagen der japanischen Gesellschaft die »Freitodkultur« des *hara-*

*kiri*, im Japanischen auch *seppuku* genannt. Im späten Mittelalter ist Japan ein Theater der militärischen Grausamkeit. Die Autorität des Shogunats als ordnende Zentralgewalt im japanischen Staat zerfällt. Ohne Rücksicht auf Verluste bekämpfen sich die japanischen Fürsten. Die lokalen Feudalherren wollen möglichst große Landstriche für sich erobern. Je mehr Reisfelder unter dem Schutz der herrschaftlichen Burgen stehen, desto höher fallen die Steuern aus. Die Gewalt der japanischen Ritter kennt keine Grenzen. Wer verliert, wird ermordet. Die Sieger teilen sich die Hinterlassenschaft.

Die »Zeit der kämpfenden Lande« – von japanischen Historikern *sengokujidai* genannt – ist von allgegenwärtiger Feindseligkeit geprägt. Selbst buddhistische Klöster stellen Truppen auf und liefern sich Schlachten um ihre Tempel. Auf dem flachen Land nutzen Räuberbanden das allgemeine Chaos für Beutezüge. Wer in der Bürgerkriegszeit auf sich allein gestellt ist, hat verloren; nur wer sich bedingungslos in die Dienste und den Schutz eines Fürsten und seiner Sippe stellt, hat eine Chance zu überleben. Gefolgschaft und Treue werden zur Grundlage der japanischen Gesellschaftsstruktur.[6]

In dieser Situation entsteht die Kriegerklasse der *samurai*. Mit bedingungsloser Treue kämpft der japanische Ritter für Besitz und Ehre seines Herren. Die höchsten Ideale des *samurai* sind Selbstdisziplin und Ergebenheit. Von Kindesbeinen an wird er auf den »Weg des Ritters« vorbereitet und in der Lehre seines Standes – dem *bushido* – zu Verantwortungsbewußtsein und Diensteifer erzogen. Im Kampf ist die Treue des Ritters wichtiger als sein Leben. Seine Ergebenheit erfordert es, daß er jederzeit bereit ist, für seinen Herrn zu sterben. Der japanische Ritter soll dienen und leben, als wäre er bereits tot. In jahrelanger Meditation versucht er deshalb, zu der Einsicht zu gelangen, daß Leben und Tod das gleiche bedeuten. Wer keine Angst mehr davor hat zu sterben, verliert auch die Furcht vor allen anderen Dingen. Als Symbol für seine Sicht des Lebens wählt der *samurai* die Kirschblüte. »Wie sich ein Kirschblütenblatt im Strahl der Morgensonne löst und heiter schimmernd zur Erde gleitet,« erklärt Eugen Herrigel in *Zen in der Kunst des Bogenschießens*, »so muß sich der Furchtlose vom Dasein lösen können, lautlos und innerlich unbewegt.«[7]

Die Selbsttötung im Fall einer Niederlage ist die edelste Pflicht des *samurai*. Durch das *harakiri* bringen die Ritter den Gegner zwar nicht um seinen Sieg, aber sie nehmen ihm die Möglichkeit, durch Erniedrigung und Folter über sie zu triumphieren. Auf den grausamen Spott folgt ohnehin der sichere Tod.[8]

Zunächst stürzen sich die Ritter einfach in ihr Schwert. Wichtig ist, daß sich der *samurai* die tödliche Wunde am Bauch zufügt. Der Bauch stellt in der Morallehre des japanischen Mittelalters den Sitz der Wahrheit dar. Während der Mund sprechen und lügen kann und die Gesichtszüge den gesellschaftlichen Höflichkeitsregeln gehorchen, beherbergt der Bauch sowohl die Urkraft des Lebens als auch die Wahrheit. Im vierten Buch des Epos *Heike-monogatari* wird der Beginn des *seppuku* um etwa 1180 folgendermaßen beschrieben:

> *»Der Schmerz, seinem Herrn bei lebendigem Leib den Kopf abschlagen zu müssen, ließ Tono in Tränen zerfließen: ›Ich kann es nicht!‹ sprach er, ›Ich täte es nur, wenn Ihr Euch zuerst den tödlichen Stoß versetztet!‹ – ›Du hast recht‹, erwiderte Yorisama und wiederholte gen Westen gewandt, zehnmal die Anrufung Amidas, dann sprach er seine letzten Worte …*
>
> *Der kahle Ast*
> *der niemals*
> *Blüten trug*
> *Ach, wie betrüblich ist es,*
> *so zu enden!*
>
> *Dies waren seine letzten Worte. Dann setzte er die Spitze seines Schwertes an den Leib, ließ sich nach vorne fallen und starb von der Klinge durchbohrt.«*[9]

Bald entwickeln die *samurai* eine feierliche und ritualisierte Kunst der Selbsttötung. Das unhandliche Langschwert des Ritters wird durch ein 30 cm kurzes, *wakizashi* genanntes Schwert ersetzt, das ausschließlich dem *sepukku* vorbehalten ist. Für seinen Freitod zieht sich der *samurai* hinter die Gefechtslinien zurück, gönnt sich einige Minuten der Ruhe und wendet sein Gesicht nach Westen – nach Indien, der Heimat des Buddhismus. Dann setzt er sein Schwert unterhalb der linken Brust an und stößt es sich so heftig in den Körper, daß es ihn bis zum Rücken durchbohrt. Einige Ritter erweitern die Wunde daraufhin an drei Seiten, ziehen die Klinge wieder heraus und reinigen sie an ihrem Ärmel; andere schneiden sich den Bauch zunächst von links nach rechts und dann von oben nach unten auf. Wer noch die Kraft dazu besitzt, reißt sich die Eingeweide heraus und schleudert sie dem Feind entgegen. Der Ritter stirbt nicht sofort. Er legt seine Verletzungen so an, daß der Todeskampf länger dauert. »Ein härteres und zugleich unwirksameres Selbstmordverfahren läßt sich kaum vorstellen.« So der Kommentar des französischen Japankenners Maurice Pinguet.[10]

Ab dem 13. Jahrhundert sucht sich der japanische Ritter einen Gefährten, Gefolgsmann oder Freund, der ihn bei seiner Selbsttötung unterstützt. Der Gehilfe stellt sich mit erhobenem Schwert hinter den *samurai*, der kniend *hara-kiri* begeht. Hat sich der Ritter den Bauch aufgeschlitzt, trennt ihm der Freund mit einem sauberen Hieb den Kopf vom Leib.

Im frühen 17. Jahrhundert setzen drei Diktatoren – Nobunaga, Hideyoshi und Ieyasu – dem Bürgerkriegschaos ein Ende. Sie verriegeln das Land mit drei Verordnungen in den Jahren 1633, 1635 und 1639 gegen die westlichen Einflüsse der portugiesischen und holländischen Kaufleute. Auf die Unruhe der vorangegangenen Jahrhunderte folgt eine Zeit absolutistischer Starrheit und Kälte. Da es keine Kriege mehr gibt, entfällt für die *samurai* auch der Anlaß, sich bei einer Niederlage das Leben zu nehmen. Dennoch verschwindet der freiwillige Tod des Ritters nicht aus dem japanischen Alltag. Die Shogune erheben den für den Krieg erfundenen *seppuku* zum Vorrecht der Ritterklasse.[11]

In dieser Zeit gewinnt der Freitod auch in anderen Lebensbereichen an Bedeutung. Mit dem Ende der Kriege verlieren die *samurai* ihre Selbstbestimmung als ergebene Kämpfer für ihren Lehnsherrn. Um die Ritterklasse überwachen zu können und sich die Loyalität der *samurai* weiterhin zu sichern, entwickeln die Shogune der Tokugawa-Dynastie ein strenges Kontrollsystem. Ihr Strafgesetzbuch setzt die Tradition der ritterlichen Selbstbeherrschung in spezielle Strafen für die *samurai* um: *hissoku*, *heimon*, *chikkyo* und *kaieki* – einfache Haft, verschärfte Haft, strenge Haft und Streichung aus der Liste der Ritter. Als höchste Strafe legen sie die Selbsttötung durch *seppuku* fest. Der verurteilte Ritter unterzieht sich Reinigungsritualen, bindet sich die Haare und legt einen blaßblauen Kimono an. Er kann sein Testament, in Ausnahmefällen auch einen Brief schreiben. Dann legt er in traditioneller Weise Hand an sich. Oft tötet sich der *samurai* im Freien. Mit Vorhängen und Wandschirmen wird zwischen ein paar Bäumen ein Stück Wiese abgegrenzt. Zum Zeichen der Trauer sind die Stoffe in Weiß gehalten. Um zu verhindern, daß das unreine Blut des Verurteilten die Erde berührt, ist die Stelle selbst und der Weg dorthin mit weißen Matten ausgelegt.[12]

*Samurai* werden in der frühen Neuzeit zwar strenger bestraft als andere Gruppen der Gesellschaft, doch auch Händler oder Bauern können sich der Strenge der Tokugawa-Shogune nicht entziehen. Das Strafarsenal reicht von Pranger und Auspeitschen über Verbannung bis hin zur Enthauptung, dem Scheiterhaufen und der Kreuzigung. Ein Erlaß von 1742 schreibt vor, bei einem Straßenunfall mit Todesfolge den Kutscher zu enthaupten.[13]

Die Überwachung der Untertanen gelingt den frühneuzeitlichen Shogunen jedoch nicht lückenlos.

Es gelingt ihnen nicht, den *samurai* neben dem Recht auf einen Familiennamen und ein eigenes Wappen auch den Freitod als exklusives Vorrecht zu sichern. Auch in den unteren Schichten der Gesellschaft nehmen sich Menschen das Leben. Liebende, denen ein Zusammenleben verwehrt bleibt, töten sich ebenso wie die Dienerschaft eines Herrn bei dessen Tod. Bei Erdbeben, Hungersnöten und Seuchen werden die Götter durch menschliche Opfer besänftigt. Vielen gilt der Opfertod als ehrenvoller Dienst an der Gesellschaft. Wenn langanhaltende Trockenheit den Naßreisanbau gefährdet, werden die Wassergötter durch die Opferung eines jungen Mädchens günstig gestimmt. Ab dem 15. Jahrhundert ertränken sich zahlreiche Anhänger der Jyodo-Sekte, um im reinigenden Wasser aus der »schmutzigen« Welt zu scheiden. Wenn eine Brücke, ein Damm oder eine Burg errichtet wird, werden Freiwillige – ohne Blut zu vergießen – in die Grundmauern des Bauwerks eingemauert. Auch in der Burg von Edo, die unter den Tokugawa-Shogunen im 17. Jahrhundert errichtet wurde, fanden Archäologen die Skelette mehrerer Menschenopfer.[14]

## Shinju – »In Treue zu jemand sterben«

Ursprünglich bedeutet *shinju* in »jemandes Herzen« oder in »Treue zu jemand« zu stehen. In den Kurtisanenvierteln des späten 17. Jahrhunderts wird der Begriff jedoch zum Synonym für den Freitod aus Liebe. *Shinju* als gemeinsamer Suizid zweier Liebender gilt im Japan der Tokugawa-Shogune als höchster Beweis der Treue zwischen Mann und Frau.

Kurtisanen sind im feudalen Japan der frühen Neuzeit eine wichtige Institution. In vielen Haupt- und Großstädten haben die käuflichen Damen Stammkunden. Bisweilen verliebt sich ein Freier in ein Mädchen. Wenn er ernsthaft beabsichtigt, die junge Frau von ihrem Zuhälter freizukaufen, verlangt er von der Prostituierten ein Zeichen ihrer Treue. Mit einem Stich in den Arm oder Oberschenkel, mit einer Tätowierung oder indem sie sich die Haare abschneidet oder einen Fingernagel ausreißt, beweist die Kurtisane, daß sie das Begehren ihres Freiers wert ist. Interessieren sich zwei Kunden für dieselbe Frau, siegt das Geld. Wer die größere Summe bezahlt, bekommt das Mädchen. Ist die junge Frau nicht dazu bereit, auf den anderen Liebhaber zu verzichten, begeht sie mit ihm *shinju.* Im Japan des 18. Jahrhunderts wird der Liebesfreitod zu einer regelmäßigen Erscheinung. Per Gesetz wird *shinju* deshalb 1722 von den Tokugawa-Shogunen verboten. Die Leichname von Liebespaaren, die gemeinsam in den Tod gegangen sind, dürfen nicht beerdigt werden. Wer überlebt, wird vor aller Augen an den Pranger gestellt. Im 19. Jahrhundert findet zwar das feudale Japan allmählich sein Ende, nicht jedoch der Freitod aus Liebe. *Shinju* wird zwar seltener, doch bis heute gehen in Japan Liebespaare gemeinsam in den freiwilligen Tod.[15]

Ende des 19. Jahrhunderts verliert die Ritterklasse endgültig ihre gesellschaftliche Vorreiterrolle: 1868 wird *seppuku* gesetzlich verboten; zwei Jahre später wird das Klassensystem abgeschafft; 1876 wird dem *samurai* untersagt, ein Schwert zu tragen. Auch die anderen Vorrechte des Ritterstandes werden nun freigegeben – das Privileg, ein Pferd zu besitzen, ebenso wie das Recht auf Familiennamen und -wappen. Zahlreiche ehemalige *samurai* treten als Beamte oder Offiziere in den Staatsdienst. Ihre Ideale der Selbstdisziplin und militärischen Härte nehmen sie mit. Die Gnadenlosigkeit, mit der Japan im frühen 20. Jahrhundert zunächst Korea, dann die chinesische Mandschurei und schließlich Hongkong, die Philippinen, Teile Indonesiens, Malaysia und Burma erobert, ist nicht zuletzt auf die ritterliche Lehre des *bushido* zurückzuführen.[16]

Im Sommer 1944 wird ein zentraler Bestandteil des *bushido* zu neuem Leben erweckt – die Risikofreude und die Bereitschaft, das eigene Leben im Dienst an einer übergeordneten Sache zu lassen.[17] Der triumphale Luftangriff auf Pearl Harbour am 7. Dezember 1941 bereitet den Japanern nicht lange Freude. Schon im Juli des darauffolgenden Jahres muß ihre Marine bei Midway eine schwere Niederlage hinnehmen. Ab 1943 müssen sie eine philippinische Insel nach der anderen räumen. Von April bis Juli 1945 wird schließlich auf Okinawa im eigenen Land gekämpft. Während die USA die Atombombe und Hitler-Deutschland die Vernichtungsraketen V1 und V2 entwickeln, lassen sich auch die Japaner für den »Endkampf« eine absolut tödliche Waffe einfallen: den Freitod. *Jinpu* oder *kamikaze* wird die Taktik genannt. Der Angriff der japanischen Kampfgeschwader soll wie ein »Götterwind, wie der göttliche Taifun« sein. Japan versucht der Niederlage zu entgehen, indem es von jungen Männern – die meisten sind gerade mal 20 Jahre alt – die Selbsttötung verlangt. *Kamikaze* ist in den Worten Maurice Pinguets nichts anderes als »die brutale Zersplitterung eines jungen Körpers zu Bruchstücken im Spiel der Natur, in der Stille des Ozeans«.[18] Beladen mit schweren Bomben sollen sich die japanischen Piloten mit ihren Kampfflugzeugen auf amerikanische Schiffe stürzen. Die *kamikaze*-Geschwader sollen den Feind erst erschrecken, dann kampfunfähig machen und schließlich besiegen.

Am 20. Juli 1944 startet vom Stützpunkt Iwojima das erste Geschwader. Die Aktion ist unkoordiniert und deshalb nutzlos: Die Japaner treffen kein einziges Ziel. Die meisten Piloten werden abgeschossen, 17 Flieger verirren sich und kehren zurück. Schon bald werden die Heldentaten nicht mehr improvisiert: Im Oktober 1944 landen die Amerikaner auf den Philippinen. Japan steht die entscheidende Schlacht bevor. Am 20. Oktober werden vier Geschwader der Sondertruppe »Taiatari Tokubetsu Kogetai« – »Sturzflug mit dem eigenen Körper« – gebildet. Fünf Tage später scheint die neue Taktik bereits aufzugehen. Vier der fünf Maschinen treffen ihr Ziel und versenken den amerikanischen Flugzeugträger »Saint Lo«.

Die Amerikaner wissen zunächst nicht, wie sie auf die Angriffe der Freitodpiloten reagieren sollen. Sollen sie die anvisierten Schiffe auf Zickzackkurs schicken oder die Maschinen stoppen, um die Luftabwehrgeschütze genauer einstellen zu können? In der Schlacht um Okinawa treffen die Japaner 300 amerikanische Schiffe; 34 können sie versenken.

Doch dann lernen die Amerikaner, sich zu verteidigen. Sie lassen sich nicht mehr überraschen. Schließlich trifft nur noch einer von acht *kamikaze*-Piloten sein Ziel.

Japan kann die Verteidigung durch den Freitod seiner Jugend nicht lange durchhalten. Es mangelt zwar nicht an Menschenleben, doch bald kommt es zu Versorgungsengpässen. Das Benzin geht zu Ende. Die japanischen Kommandanten müssen veraltete Flugzeuge einsetzen, die keinem Luftgefecht mehr standhalten. Die Benzinration der Maschinen wird halbiert – eine Rückkehr ist ohnehin nicht vorgesehen. Schließlich erfinden die Japaner einen schnell zusammengebastelten Torpedo, der wie ein Segelflugzeug von einer anderen Maschine aus abgeschossen wird: »Der Pilot dieser Flugmaschine zündet auf einer Tonne Sprengstoff sitzend drei Raketen, die den Torpedo mit hoher Geschwindigkeit auf sein Ziel zutreiben lassen.«[19]

Für die Todesflüge werden nur junge Piloten ausgewählt. Die erfahrenen Piloten bleiben verschont. Zumeist handelt es sich bei den *kamikaze*-Fliegern um Studenten der Rechts- und Geisteswissenschaften. Ingenieure könnten für die Zukunft Japans wichtig sein. Die Kommandanten empfehlen den Todeskandidaten, Ruhe zu bewahren und das kostbare Flugzeug als wirksame Waffe einzusetzen. Der Pilot muß sich seine Beute gut aussuchen, sie tief über den Wellen fliegend ansteuern oder sich senkrecht herabstürzen. Nur so kann er dem feindlichen Abwehrfeuer ausweichen – mit wachem Geist und offenen Augen.

Die Luftwaffe legt Wert darauf, daß sich *kamikaze*-Piloten zu ihrem tödlichen Einsatz freiwillig melden. Wenn der Kommandant eines Stützpunktes seine Offiziersanwärter antreten läßt und die Frage stellt: »Meldet sich jemand freiwillig?« kann jedoch niemand den Gehorsam verweigern.

Viele der jungen Piloten warten, nachdem sie sich entschieden haben, Wochen, manchmal sogar Monate auf ihren letzten Flug. Mit den Zweifeln an ihrer Entscheidung, ihrer Angst oder der Erinnerung an einen geliebten Menschen müssen sie alleine zurechtkommen. Einige Stunden nach der Unterzeichnung ihrer Willenserklärung machen viele Soldaten eine kritische Phase durch. Sie beginnen um sich selbst zu trauern. Danach erreichen viele einen Zustand heiterer Gelassenheit – Galgenhumor. Vielleicht erinnern sie sich an die Freitodtradition ihres Landes, daran, daß es als schön gilt, bis zum Tod zu dienen, jung zu sterben und wie eine Kirschblüte vom Baum des Lebens zu fallen. Okabe Hirakazu, 24 Jahre alt, vertraut seine Gedanken über den Tod am 22. Februar 1945 einem Bogen Briefpapier an:

> *Ich bin nun schließlich in die kamikaze-Sondertruppen eingegliedert worden. Werden die kommenden dreißig Tage mein wahres Leben ausmachen? Die Gelegenheit ist gekommen! Die Übung im Sterben wartet auf mich: eine intensive Übung, schön zu sterben.*
>
> *Angesichts des tragischen Zustands des Vaterlands gehe ich ins Gefecht. Meine Jugend ist auf diese dreißig Tage konzentriert, mein Leben wird einen überstürzten Verlauf nehmen … Ich bin ein Mensch unter anderen. Weder ein guter noch ein schlechter Mensch.*

*Weder ein besonders Begabter noch ein Dummkopf. Ich bin nur ein Mensch unter anderen. Ich, ein Wanderer, der sein Leben bis zum Ende wie eine Reise auf der Suche nach etwas verlebt hat, möchte mich nun endlich damit abfinden, ein Mensch unter anderen, ein menschliches Dokument zu sein.«*[20]

Auch heute genießt der Freitod in Japan eine gewisse Selbstverständlichkeit. Er ist weder sünd- noch frevelhaft. Ein Tabu bricht nur der, der sich das Leben nicht nimmt, wenn es die Umstände von ihm verlangen. Eine Umfrage, die zwischen 1965 und 1969 unter den Studenten der Universität Kyoto durchgeführt wurde, zeigt das Ansehen, das der Selbstmord bis heute genießt: Auf die Frage nach ihrer Lieblingslektüre gab jeder dritte Student Bücher an, die sich mit dem Freitod beschäftigen. Rund zehn Prozent der Studenten bevorzugen Arthur Schopenhauer, der die Möglichkeit des Menschen, das Leben zu lassen, für die größte Segnung hält.[21]

Bankrott, Arbeitslosigkeit und schlechte Geschäfte haben in der Wirtschaftskrise der neunziger Jahre die Treue gegenüber Lehnsherrn und Nation als Beweggründe für einen Freitod abgelöst. Die Japaner erinnern sich an ihre soziale Verpflichtung, der Gesellschaft durch wirtschaftliche Erfolge zu dienen. Wer diese Anforderung nicht erfüllen kann, nimmt sich das Leben. Zwischen 1990 und 1998 verdreifachte sich die Zahl der Suizide. Allein zwischen 1995 und 1996 verzeichnete die offizielle Polizeistatistik einen Anstieg der Freitode um 16,3 Prozent.[22] 1998 nahmen sich in Japan 33 000 Menschen das

Leben – fast 35 Prozent mehr als im Jahr davor. Bei Arbeitslosen liegt die Suizidrate während der Wirtschaftskrise mit 45 Prozent am höchsten.[23] Die Motive für den »Krisen-Freitod« sind vielfältig: Am 27. Februar 1998 erhängen sich drei Manager in einem Stundenhotel im Tokioter Vorort Taichikawa, weil sie ihr Unternehmen nicht mehr aus der Finanzmisere herausführen können. Einige Tage später nimmt sich ein Ehepaar das Leben, weil es die Gehälter seiner Angestellten in einem kleinen Gasthaus nicht mehr bezahlen kann. Wenn sie ihre Stelle verlieren, lassen zahlreiche ältere Angestellte ihr Leben. Da sie ihren Arbeitsplatz bis zur Rente für sicher gehalten haben, verlieren sie mit dem Job nicht nur ihre Lebensgrundlage – in einer erfolgsorientierten Gesellschaft verlieren sie damit auch ihre Identität.[24]

Der Suizid spielt in der japanischen Kultur traditionell eine große Rolle. Wenn Menschen in Japan ihr Leben lassen, handelt es sich dabei jedoch zumeist nicht um Freitode, sondern um Selbsttötungen, mit denen sie einer bestimmten Verpflichtung nachkommen: Der *samurai* tötet sich, weil er seinem Herrn mit bedingungsloser Treue bis in den Tod folgt; junge *kamikaze*-Piloten fliegen vorsätzlich in den Tod, weil die Armee und ihr Vaterland sie dazu zwingen; Geschäftsleute nehmen sich das Leben, weil sie wirtschaftlich gescheitert sind und die traditionelle japanische Moral von ihnen in dieser Situation verlangt, das Feld für Erfolgreichere zu räumen. Frei sind sie dabei nicht.

# Die Freiheit, das Leben zu lassen – Plädoyer für einen anderen Umgang mit dem Freitod

Die Freiheit hat viele Gesichter. Jede Freiheit dazu, etwas zu tun, setzt die Freiheit von Zwängen, Verboten, Überwachung oder Terror voraus. Das Fehlen derartiger Einschränkungen macht nur dann Sinn, wenn ihm die Freiheit dazu gegenübersteht, bestimmte Dinge zu tun. Dieser äußerlichen Freiheit von Einschränkungen steht die innere Freiheit des zufriedenen, glücklichen und ausgeglichenen Menschen gegenüber. Freiheit von etwas – bei Philosophen und Politologen als negative Freiheit bekannt – ist beispielsweise die Abwesenheit von staatlicher Unterdrückung, von Bespitzelung, von die Handlungsfreiheit übermäßig einschränkenden Gesetzen, aber auch von Hunger und Armut. Die ihr korrespondierende positive Freiheit zu etwas kann sich immer nur auf den Raum erstrecken, der durch die von Gesellschaft, Staat und Gesetzen festgelegten Grenzen abgesteckt wird. Ein Recht auf uneingeschränkte

Handlungsfreiheit kann es dabei niemals geben. Die Freiheit jedes einzelnen findet bei der Freiheit eines anderen ihr Ende. Ziel jeder gesellschaftlichen und staatlichen Ordnung muß sein, positive und negative Freiheit in Einklang miteinander zu bringen und den Rahmen für beide Freiheitsformen zu schaffen.[1]

Seit dem 17. Jahrhundert beschäftigt dieses Problem europäische Politiker, Juristen und Philosophen. In England wurde bereits nach der Glorreichen Revolution 1688/89 eine Verfassungsordnung entworfen, die beide Facetten der Freiheit zuläßt und schützt; 1787 wird die Verfassung der Vereinigten Staaten von Amerika auf dieser Grundüberlegung aufgebaut; zwei Jahre später werden positive und negative Freiheit in der Menschenrechtserklärung der Französischen Revolution zur Grundlage eines neuen Zeitalters erhoben. Im Mai 1949 wird die Freiheit der Person in Artikel 2 des Grundgesetzes für die Bundesrepublik Deutschland so formuliert:

> *»(1) Jeder hat das Recht auf die freie Entfaltung seiner Persönlichkeit, soweit er nicht die Rechte anderer verletzt und nicht gegen die verfassungsmäßige Ordnung oder das Sittengesetz verstößt.*
> *(2) Jeder hat das Recht auf Leben und körperliche Unversehrtheit. Die Freiheit der Person ist unverletzlich.*
> *In diese Rechte darf nur auf Grund eines Gesetzes eingegriffen werden«.*[2]

In einem Punkt sind westliche Menschenrechtsgesellschaften bis heute nicht bereit, ihren Mitgliedern die volle Freiheit der Entfaltung ihrer individuellen Persönlichkeit zuzugestehen: Der Freitod wird immer noch verachtet, tabuisiert, verboten. Mit der Erklärung des Bundesgerichtshofs von 1954, der Suizid verstoße gegen das »Sittengesetz«, verurteilte eines der höchsten deutschen Gerichte die Selbsttötung als eine verfassungswidrige Handlung. Gemäß der Interpretation des Bundesgerichtshofs genießen Deutsche nach dem Grundgesetz zwar weitgehende Freiheitsrechte, ihr Recht darauf, das eigene Leben zu beenden, wird von der Verfassung jedoch weder verbürgt noch geschützt. Das Recht auf Leben und Menschenwürde wird ihnen zugestanden, das Recht auf den eigenen Tod wird damit noch lange nicht gewährt. Der Suizid widerspricht nach Ansicht des Bundesverfassungsgerichts dem Kern und Sinn jedes deutschen Gesetzes, ohne selbst eine Straftat zu sein.

Menschen, die ihr Leben ließen, waren zu jeder Zeit verachtet. Der Suizid war ihnen nie wirklich freigestellt. Unwichtig ist dabei, ob Gesellschaft, Religion und Moral den einzelnen zur Selbsttötung verpflichteten oder sie ihm verboten. Anhänger der Stoa wurden in bestimmten Lebenslagen durch ihre philosophisch-ethische Weltsicht zum Freitod gezwungen. Durch diesen Zwang waren sie ebenso unfrei wie Menschen im Mittelalter und während der Frühen Neuzeit, denen die katholische Morallehre die Selbsttötung verbot. Japanische Ritter, *kamikaze*-Piloten und indische Witwen, die von den Erwartungen ihrer Mitmenschen in den selbstgewählten Tod getrieben wurden, waren keineswegs frei; der notleidende und verzweifelte Fabrikarbeiter des 19. Jahrhunderts, der jüdische Europäer, der sich vor der

Vernichtung durch die Nationalsozialisten in den eigenen Tod flüchtete, waren in ihrer Entscheidung nicht frei. Der Zwang zum Suizid ist ebenso menschenverachtend wie seine Ächtung und sein Verbot. Menschen, die durch die Gesellschaft dazu genötigt werden, Hand an sich zu legen, wird ebenso ihre Würde genommen wie jenen, die diesen Entschluß nicht vollkommen frei fassen können. Beiden wird das Recht verwehrt, souverän über sich selbst zu bestimmen.

Wer heute in Europa oder Nordamerika Hand an sich legen will, wird dazu selten durch soziale Erwartungshaltungen getrieben. Von religiösen oder philosophisch-ethischen Verboten läßt er sich selten abschrecken. Meist ist sein Freitod durch psychisches Leid, Krankheit, Alter oder Einsamkeit motiviert. Wer derartige Qualen erdulden muß, verliert dadurch ein Stück seiner Freiheit. Solange die westlichen Menschenrechtsgesellschaften den Schutz der Menschenwürde zu ihrem obersten Ziel erheben, müssen sie dem einzelnen jedoch auch die Freiheit zugestehen, seine Dignität in letzter Konsequenz dadurch zu verteidigen, daß er seinem Leben ein Ende setzt, wenn dieses Leben nicht mehr in Würde und Freiheit geführt werden kann. »Wenn jemand des Lebens überdrüssig ist ... ist Weiterleben zu einem widernatürlichen Zwang geworden, und nur die Selbsttötung kann der Weg sein, diesem Zwang zu entkommen. Die Hand an sich selbst legen ist auch keine unmoralische Tat, wenn jemand sein Leben als ›Mißerfolg‹ erlebt, sondern eine Tat der Freiheit. Suizid ist in solch einer Situation natürlich, Weiterleben geradezu widernatürlich.«[3]

Dieser Darstellung des Freitods als eines Freiheitsrechts durch Harry Kuitert liegt ein Verständnis des Suizids als einer unter bestimmten Bedingungen normalen und natürlichen Handlung zugrunde. Wer die Selbsttötung als etwas ebenso Selbstverständliches ansieht wie Kuitert, wird Verständnis für den Selbstmörder aufbringen, nicht Verachtung. Leider ist dies bis heute selten der Fall. Für viele ist der Suizid immer noch etwas Krankhaftes, eine Normabweichung. In der Regel wird deshalb nach einem Suizidversuch der Psychiater gerufen und der Betreffende in eine Klinik eingewiesen.[4]

Der Ruf nach medizinischer Hilfe ist richtig, nicht jedoch die dahinterstehende Einstellung. Wer einen Menschen nach einem Suizidversuch findet, kann nicht wissen, ob der Betreffende sein Leben wirklich lassen wollte – und es ihm nicht gelungen ist – oder ob er seine Selbsttötung so angelegt hat, daß er noch vor dem Eintritt des Todes gefunden werden mußte. Aufgrund dieser Unklarheit hat deshalb jeder die Pflicht, das Leben des Suizidenten zu retten. Diese Verpflichtung sieht auch Jean Améry, der bekannte Verteidiger der Selbsttötung: »Praktische Hilfe, Suizidprävention ist möglich und sollte als Verpflichtung jedes einzelnen und nicht als ungerechtfertigte Einmischung in die Privatsphäre eines Menschen verstanden werden.«[5] Dazu ist die Hilfe von Medizinern und Psychologen unerläßlich. Falsch ist es jedoch, den Freitod selbst als medizinisches Phänomen und als Fall für die Ärzte zu verstehen.

Im 17. und 18. Jahrhundert erklärten Ärzte wie Robert Burton, Theologen wie John Donne und Philosophen wie David Hume oder Voltaire den

Freitod für ein medizinisches Problem. Damit entrissen sie ihn dem Zugriff der Kirche und der Justiz. Durch die Erklärung des Suizids durch psychologische, neurologische und genetische Faktoren wurde ein weniger von Tabus geprägter Umgang und die Aufhebung der weltlichen Strafen für den Selbstmörder möglich. Seit Jean-Étienne Esquirol im 19. Jahrhundert die Selbsttötung als erblich bedingt erklärte, bemühten sich Wissenschaftler, die biochemischen Geheimnisse des Freitods zu lüften. Für die Behandlung von suizidgefährdeten Menschen oder solchen, denen Selbsttötung nicht gelang, ist diese Entwicklung heute von nicht zu unterschätzender Bedeutung. Die Erforschung des Suizids durch Mediziner und Psychologen während der vergangenen dreihundert Jahre hat allerdings auch dazu geführt, daß der Freitod heute gemeinhin als krankhaftes Phänomen wahrgenommen wird. Durch die Abschiebung des Suizids in den Bereich des Kranken kann sich die Gesellschaft bequem ihrer Pflicht entziehen, dem Verzweifelten durch menschliche Nähe und Wärme, durch Gespräche und praktische Hilfe beizustehen. Wenn sie den Suizid zu einer Erkrankung erklärt, muß die Gesellschaft nicht mehr genau hinschauen und hat sich selbst nichts vorzuwerfen. Wer sich nicht das Leben nimmt, ist ja nicht krank, sondern normal. Hat sie den Selbstmörder erst in die Klinik eingewiesen, braucht sich die Gesellschaft nicht mehr vor der Kritik des Freitods an ihren Fehlern zu fürchten.[6]

Oft machen sich Ärzte und Psychiater zu Dienern dieses Umgangs mit dem Freitod. Sei es, weil sie behaupten, Selbstmörder aus moralischen oder menschenrechtlichen Gründen an ihrem Suizid hindern zu müssen. Dazu haben sie sicher nicht das Recht. Aufgabe der Medizin ist es, Leben zu retten, nicht Geist und Seele. Ärzte dürfen sich nicht zum verlängerten Hebel von Religion oder gesellschaftlicher Moral instrumentalisieren lassen.[7] Jean Améry klagt den darin liegenden Zynismus an. Er verweist darauf, daß der Selbstmörder in den Augen der Gesellschaft erst dann einen Wert bekommt, wenn er in einem Krankenbett an Beatmungsapparate und andere Wunder der Gerätemedizin angeschlossen ist. Obwohl die Gesellschaft den Verzweifelten vor seinem Suizid ausgestoßen hatte und ihm keine Hilfe bieten konnte oder wollte, gebärdet sie sich nach seiner Einlieferung in die Klinik,[8] als sei er ihr »teuerstes Stück«:[9] »Es geht dies wohl nicht mit rechten Dingen zu, ich meine, einerseits die kalte Gleichgültigkeit, welche die Gesellschaft dem Menschen zeigt, und die erhitzte Sorge um ihn, wenn er aus dem Verbande der Lebenden freiwillig auszutreten im Begriffe steht. Ist er ihr Eigentum?«[10]

Ärzte und Psychiater begründen die Entmündigung des Selbstmörders mit der Behauptung, wer sich das Leben nehme, leide psychisch so schwer, daß er nicht mehr wisse, was er tue. Die gesellschaftlichen Einflüsse auf den Suizid wurden im 19. Jahrhundert entdeckt und von Soziologen und Psychologen bis heute eingehend untersucht. Eine Frage wird dabei selten gestellt: Hat der Suizident das Gefühl, in seinen Lebensumständen gefangen zu sein? Ist er innerlich unfrei? Oder geht seiner Selbsttötung eine freie, reife Überlegung voraus? Innere Unfreiheit hat es zu allen Zeiten und in allen Kulturen dieser Welt gegeben: Zahlreiche Menschen, die sich in der DDR das Leben nahmen, fühlten sich genötigt; ebenso die antiken Stoiker oder Menschen, die in der Romantik oder im 20. Jahrhundert an den Strukturen und Grenzen ihrer Gesellschaft scheiterten. Das gleiche gilt für Japaner, die sich das Leben nehmen, weil sie soziale Erwartungshaltungen nicht erfüllen können, oder Mitglieder afrikanischer Stämme, die aufgrund von Impotenz ihre Rolle in der Gesellschaft nicht ausfüllen können.

Wer innerlich unfrei ist, weil er an neurochemischen Krankheiten leidet, sollte am Suizid gehindert werden. Seine Selbsttötung ist kein wirklicher Freitod. Freiheit zum Tod setzt voraus, daß der einzelne ohne äußeren Zwang, ohne eine Einschränkung seiner psychischen Leistungsfähigkeit und mit ausreichend Zeit über seinen Entschluß nachdenken kann. Sicherlich sollte er in dieser Zeit auch die Möglichkeit haben, mit ihm nahestehenden Menschen über sein Vorhaben zu sprechen. Damit er daraus jedoch wirklich neue Lösungsmöglichkeiten für seine Lebenslage schöpfen kann, muß das Gespräch ohne Suizidtabus geführt werden können.[11] Nur wenn in diesen Auseinandersetzungen vorbehaltlos über den Freitod gesprochen werden kann, hat der Verzweifelte eine Chance, seinen Lebenswillen neu zu entfachen.[12]

Sind Leid und Lebensüberdruß so groß, daß der einzelne sein Leben auch dann noch lassen will, wenn ihm Alternativen und Hilfe angeboten werden, ist der Wille zum Tod so groß, daß Hilfe verweigert wird,[13] dann muß er sich das Leben nehmen können, ohne dafür von der Gesellschaft verachtet zu werden. Dann hat niemand das Recht, den Selbstmörder an seiner Tat zu hindern. Diese Freiheit muß der Mensch haben. Wirklich gelassen wurde sie ihm nie und nirgends, außer vielleicht im Mahayana-Buddhismus.

Auch wenn ein Suizid auf reiflicher Überlegung und innerer Freiheit gründet, stehen Freunde und Verwandte, Ärzte, Nachbarn und Kollegen zumeist voller Verachtung vor der »Tat«. Oft verstehen sie nicht, was geschehen ist und wieso. Meistens machen Trauer und Schmerz, die die Hinterbliebenen erfahren, Mitleid und Verständnis unmöglich. Die Gründe, weshalb Menschen ihr Leben lassen, bleiben in vielen Fällen im Dunkeln. Nur eines läßt sich mit Sicherheit sagen: Auch der Suizident selbst leidet unter seinem Entschluß. Er will bleiben, doch er kann nicht. »Er sagt: Es war vieles sehr schön. Er schluchzt vor sich hin: Wie schade, daß ich gehen muß. Er beklagt sein Geschick, sein Ungeschick. Er ist kein Held.«[14] Genau deshalb verdient der Selbstmörder Respekt – Anerkennung, weil er sich seiner Würde und seiner Freiheit bewußt ist und sie in einen Entschluß umsetzt, der mehr Mut erfordert als das Leben selbst. Bei seiner Tat ist er allein, sein Leid und sein eigener Schmerz machen es ihm unmöglich, an die Trauer derer zu denken, die er zurückläßt. Neben dem Glauben an das eigene, würdige und freie Ich gibt es für den Selbstmörder keine höheren Ideen und Pflichten mehr. In den Worten Jean Amérys hat es der Selbstmörder nicht mit einem Gott zu tun, dessen Kirche ihm die Freiheit, das Leben zu lassen, nehmen könnte,

*»sondern mit einer Waffe, einem Strick, mit graugrünen Fluten, in denen mein Auge sich verliert, oder dem Asphalt, auf den ich aus dem 16. Stockwerk starre. Der Ernst des Beschlusses und der auf ihn folgenden Schlüssigkeiten sind tödlich: Und tödlich wird die Befreiung sein, und die Freiheit wird mit dem gewalttätigen Ausbruch aus dem Zwang verschwinden. So ist der Freitod zwar der atemberaubende* Weg ins Freie, *nicht aber dieses Freie selber. Was die traumhafte Schönheit dieses Weges, wenn er auch verwachsen ist vom Dornengestrüpp des Trennungsschmerzes, nicht zerstört.«*[15]

# Anmerkungen

## Vorwort: Freiheit zum Tod – Wieso?

1. Jean Améry, *Hand an sich legen,* S. 102.
2. Dieser Gedanke stammt vom großen Soziologen des Suizids, Emile Durkheim (*Der Selbstmord*, S. 391 ff.). Im Gegensatz zu Durkheim ist die Selbstbestimmung der westlichen Gesellschaften als die Menschenrechte schützende Institutionen für mich jedoch kein Argument gegen den Freitod. Vielmehr ist genau daraus das Recht auf einen freien Tod abzuleiten.
3. Emile Durkheim, *Der Selbstmord*, S. 391.
4. Philippe Ariès, *Geschichte des Todes.*
5. Georges Minois, *Geschichte des Selbstmords.* Weil sie die einzigen umfassenden Suizid-Monografien lieferten, stehen Minois und Ariès hier stellvertretend für die Fülle der erstklassigen Studien zum Freitod in einzelnen Epochen der europäischen Geschichte.
6. A. Alvarez, *The Savage God. A Study of Suicide.*
7. Maurice Pinguet, *Der Freitod in Japan.*
8. David Lester, *Suicide in American Indians.*
9. Jörg Fisch, *Tödliche Rituale. Die indische Witwenverbrennung und andere Formen der Totenfolge.*
10. Paul Bohannan, *African Homicide and Suicide*; Hans Joachim Sell, *Der schlimme Tod bei den Völkern Indonesiens*; Jakob Wisse, *Selbstmord und Todesfurcht bei den Naturvölkern.*

## Selbstmord, Freitod, Selbsttötung – Was ist »Suizid«?

1. Emile Durkheim, *Der Selbstmord*, S. 162.
2. A. a. O., S. 27; siehe dazu auch: Friedhelm Delcher, *Die Signatur der Freiheit*, S. 10f., und Thomas Bronisch, *Der Suizid*, S. 11.
3. Kurt Schobert, *Der gesuchte Tod*, S. 23.
4. Thomas Bronisch, *Der Suizid*, S. 12; Kurt Schobert, *Der gesuchte Tod*, S. 23.
5. Thomas Bronisch, *Der Suizid*, S. 13.
6. Jean Améry, *Hand an sich legen*, S. 111; Thomas Bronisch, *Der Suizid*, S. 13f.
7. Thomas Bronisch, *Der Suizid*, S. 14f.
8. A. a. O., S. 55f.
9. A. a. O., S. 60.
10. A. a. O., S. 60ff.
11. A. a. O., S. 74.
12. A. a. O., S. 75.
13. A. a. O., S. 81.
14. A. a. O., S. 66ff.
15. Anton J. L. van Hooff, *From Autothanasia to Suicide*, S. 16.
16. Emile Durkheim, *Der Selbstmord*, S. 171.
17. A. a. O., S. 168ff.
18. Emile Durkheim, *Der Selbstmord*, S. 232.
19. Zur Typologie der Selbstmorde bei Durkheim siehe: Emile Durkheim, *Der Selbstmord*, S. 162ff., und Thomas Bronisch, *Der Suizid*, S. 65.
20. Thomas Bronisch, *Der Suizid*, S. 65.
21. Zur Problematik des Opfertods siehe: Thomas Bronisch, *Der Suizid*, S. 12.
22. Kurt Schobert, *Der gesuchte Tod*, S. 22.

## Der Freitod in Europa

### 1. Die Freiheit der heldenmütigen Seele und die Giftschränke des Staats – Der Suizid in der Antike

1. Friedhelm Delcher, *Die Signatur der Freiheit*, S. 41 ff.
2. Jean Prieur, *La mort dans l'antiquité romaine*, S. 13.
3. Michael Haller, *Die Rückkehr der Lucretia*, S. 76 f.
4. Zur Weltsicht der Stoa siehe: Friedhelm Delcher, *Die Signatur der Freiheit*, S. 44 ff.
5. A. a. O., S. 47.
6. Harry M. Kuitert, *Darf ich mir das Leben nehmen?*, S. 67; Friedhelm Delcher, *Die Signatur der Freiheit*, S. 47 ff.
7. So die These Christoph Horns in *Antike Lebenskunst.*
8. Friedhelm Delcher, *Die Signatur der Freiheit*, S. 45.
9. Malte Hossenfelder, *Geschichte der Philosophie, Band III*, S. 115.
10. Michael Haller, *Die Rückkehr der Lucretia*, S. 76.
11. Malte Hossenfelder, *Geschichte der Philosophie, Band III*, S. 84.
12. A. a. O., S. 145.
13. Georges Minois, *Geschichte des Selbstmords*, S. 73.
14. Friedhelm Delcher, *Die Signatur der Freiheit*, S. 49.
15. Zitiert nach: Friedhelm Delcher, *Die Signatur der Freiheit*, S. 49.
16. Michael Haller, *Die Rückkehr der Lucretia*, S. 69.
17. Zitiert nach: Michael Haller, *Die Rückkehr der Lucretia*, S. 69 f.
18. Zitiert nach: Michael Haller, *Die Rückkehr der Lucretia*, S. 70.
19. Zitiert nach: Michael Haller, *Die Rückkehr der Lucretia*, S. 73.
20. Anton J. L. van Hooff, *From Autothanasia to Suicide*, S. 16 f.
21. Fritz Peter Knapp, *Der Selbstmord*, S. 26; vgl. auch: Emile Durkheim, *Der Selbstmord*, S. 242 f.

22. Emile Durkheim, *Der Selbstmord*, S. 248.
23. Fritz Peter Knapp, *Der Selbstmord*, S. 26.
24. Zitiert nach: Fritz Peter Knapp, *Der Selbstmord*, S. 27.
25. Michael Haller, *Die Rückkehr der Lucretia*, S. 71.
26. A. a. O., S. 53.
27. Fritz Peter Knapp, *Der Selbstmord*, S. 15.
28. Friedhelm Delcher, *Die Signatur der Freiheit*, S. 14 ff.
29. Friedhelm Delcher, *Die Signatur der Freiheit*, S. 18 ff.; Georges Minois, *Geschichte des Selbstmords*, S. 74 ff.; Fritz Peter Knapp, *Der Selbstmord*, S. 17.
30. Georges Minois, *Geschichte des Selbstmords*, S. 74.
31. Fritz Peter Knapp, *Der Selbstmord*, S. 16.
32. Emile Durkheim, *Der Selbstmord*, S. 386.
33. Emile Durkheim, *Der Selbstmord*, S. 385; Plinio Prioreschi, *A History of Human Responses to Death*, S. 339.
34. Jean Prieur, *La mort dans l'antiquité romaine*, S. 13.
35. Michael Haller, *Die Rückkehr der Lucretia*, S. 77; Anton J. L. van Hooff, *From Autothanasia to Suicide*, S. 10 ff.; Georges Minois, *Geschichte des Selbstmords*, S. 86.
36. Yolande Grisé, *Le suicide*, S. 90.
37. A. a. O., S. 91.
38. A. a. O., S. 105; Plinio Prioreschi, *A History of Human Responses to Death*, S. 333; Anton J. L. van Hooff, *From Autothanasia to Suicide*, S. 47 ff.
39. Anton J. L. van Hooff, *From Autothanasia to Suicide*, S. 41 ff.
40. A. a. O., S. 60; Yolande Grisé, *Le suicide*, S. 109; Plinio Prioreschi, *A History of Human Responses to Death*, S. 334.
41. Jean Prieur, *La mort dans l'antiquité romaine*, S. 13 f.; Anton J. L. van Hooff, *From Autothanasia to Suicide*, S. 665 ff.
42. Yolande Grisé, *Le suicide*, S. 277; Plinio Prioreschi, *A History of Human Responses to Death*, S. 333; Anton J. L. van Hooff, *From Autothanasia to Suicide*, S. 20, 60.
43. Georges Minois, *Geschichte des Selbstmords*, S. 51.
44. A. a. O., S. 50, 87 ff.
45. Zitiert nach: Michael Haller, *Die Rückkehr der Lucretia*, S. 79.

46. Michael Haller, *Die Rückkehr der Lucretia*, S. 79f.; Georges Minois, *Geschichte des Selbstmords*, S. 47.

## 2. Der Freitod hat zwei Gesichter – Die Ächtung des Suizids im Mittelalter

1. Fritz Peter Knapp, *Der Selbstmord*, S. 33f.; Michael Haller, *Die Rückkehr der Lucretia*, S. 80.
2. Friedhelm Delcher, *Die Signatur der Freiheit*, S. 24; Harry M. Kuitert, *Darf ich mir das Leben nehmen?*, S. 41.
3. Michael Haller, *Die Rückkehr der Lucretia*, S. 80.
4. A. a. O., S. 80.
5. Friedhelm Delcher, *Die Signatur der Freiheit*, S. 28.
6. Fritz Peter Knapp, *Der Selbstmord*, S. 67f; Michael Haller, *Die Rückkehr der Lucretia*, S. 81ff.; Plinio Prioreschi, *A History of Human Responses to Death*, S. 340; Georges Minois, *Geschichte des Selbstmords*, S. 53, 59.
7. Fritz Peter Knapp, *Der Selbstmord*, S. 68; Emile Durkheim, *Der Selbstmord*, S. 383.
8. Fritz Peter Knapp, *Der Selbstmord*, S. 70.
9. A. a. O., S. 70.
10. Friedhelm Delcher, *Die Signatur der Freiheit*, S. 36.
11. Harry M. Kuitert, *Darf ich mir das Leben nehmen?*, S. 43.
12. Friedhelm Delcher, *Die Signatur der Freiheit*, S. 33; siehe auch: a.a.O., S. 34, und Harry M. Kuitert, *Darf ich mir das Leben nehmen?*, S. 47.
13. Friedhelm Delcher, *Die Signatur der Freiheit*, S. 34; zur Position Thomas von Aquins im allgemeinen siehe auch: Harry M. Kuitert, *Darf ich mir das Leben nehmen?*, S. 44ff.
14. Norbert Ohler, *Sterben und Tod im Mittelalter*, S. 211.
15. Plinio Prioreschi, *A History of Human Responses to Death*, S. 335; A. Alvarez, *The Savage God*, S. 126.
16. Michael Haller, *Für ein gelingendes Leben*, S. 181.
17. Georges Minois, *Geschichte des Selbstmords*, S. 54.

18. A. a. O., S. 52.
19. A. a. O., S. 22.
20. A. a. O., S. 22.
21. Fritz Peter Knapp, *Der Selbstmord*, S. 84; Georges Minois, *Geschichte des Selbstmords*, S. 19.
22. Georges Minois, *Geschichte des Selbstmords*, S. 20.
23. A. a. O., S. 63.
24. A. a. O., S. 25f., 31.
25. A. a. O., S. 31.
26. A. a. O., S. 23f.
27. Zitiert nach: Norbert Ohler, *Sterben und Tod im Mittelalter*, S. 236.
28. Norbert Ohler, *Sterben und Tod im Mittelalter*, S. 241f.
29. Zu dieser Problematik siehe: Georges Duby, *Wirklichkeit und höfischer Traum*, S. 65ff., 103ff., 133ff.
30. Michael Haller, *Die Rückkehr der Lucretia*, S. 85.
31. Zitiert nach: Norbert Ohler, *Sterben und Tod im Mittelalter*, S. 245.
32. Fritz Peter Knapp, *Der Selbstmord*, S. 76f.
33. Georges Minois, *Geschichte des Selbstmords*, S. 35.
34. Fritz Peter Knapp, *Der Selbstmord*, S. 76.
35. Michael Haller, *Die Rückkehr der Lucretia*, S. 85; Georges Minois, *Geschichte des Selbstmords*, S. 35; Fritz Peter Knapp, *Der Selbstmord*, S. 76.
36. Philippe Ariès, *Geschichte des Todes*, S. 61.
37. Michael Haller, *Die Rückkehr der Lucretia*, S. 82.
38. Michael Haller, *Die Rückkehr der Lucretia*, S. 82; Emile Durkheim, *Der Selbstmord*, S. 382.
39. Emile Durkheim, *Der Selbstmord*, S. 382; Georges Minois, *Geschichte des Selbstmords*, S. 59.
40. Georges Minois, *Geschichte des Selbstmords*, S. 60; Emile Durkheim, *Der Selbstmord*, S. 384.
41. Georges Minois, *Geschichte des Selbstmords*, S. 61.
42. Barbara T. Gates, *Victorian Suicide*, S. 6.
43. Philippe Ariès, *Geschichte des Todes*, S. 35f.; Fritz Peter Knapp, *Der Selbstmord*, S. 71f.
44. Michael Haller, *Die Rückkehr der Lucretia*, S. 85
45. Emmanuel Le Roy Ladurie, *Seelenboten*, S. 119.

46. Philippe Ariès, *Geschichte des Todes*, S. 58f.
47. A. a. O., S. 61.
48. A. a. O., S. 62.
49. Emile Durkheim, *Der Selbstmord*, S. 382; Georges Minois, *Geschichte des Selbstmords*, S. 61.
50. Michael Haller, *Die Rückkehr der Lucretia*, S. 82.
51. Georges Minois, *Geschichte des Selbstmords*, S. 61.
52. Philippe Ariès, *Geschichte des Todes*, S. 775ff.
53. A. a. O., S. 30.

## 3. Entdeckung des Wahnsinns – Der Freitod in der Frühen Neuzeit

1. Zitiert nach: Georges Minois, *Geschichte des Selbstmords*, S. 112.
2. Georges Minois, *Geschichte des Selbstmords*, S. 112f.
3. Michel Foucault, *Politische Disqualifizierung*, S. 183; Georges Minois, *Geschichte des Selbstmords*, S. 176.
4. Heiko Buhr, *Sprich, soll den die Natur der Tugend Eintrag tun?*, S. 47.
5. Georges Minois, *Geschichte des Selbstmords*, S. 173f.; vgl. auch: David L. Lederer, *Reforming the Spirit*, S. 214.
6. Heiko Buhr, *Sprich, soll denn die Natur der Tugend Eintrag tun?*, S. 56; David L. Lederer, *Reforming the Spirit*, S. 387.
7. Georges Minois, *Geschichte des Selbstmords*, S. 212; Louis Israel Dublin, *Suicide*, S. 143; Michael Haller, *Die Rückkehr der Lucretia*, S. 88.
8. Zitiert nach: Louis Israel Dublin, *Suicide*, S. 141: »The law of England wisely and religiously considers that no man hath a power to destroy life, but by commission from God, the author of it; and, as the suicide is guilty of a double offense; one spiritual, in invading the prerogative of the Almighty, and rushing into his immediate presence uncalled for; the other temporal, against the King, who hath an interest in the preservation of all his sub-

jects; the law has therefore ranked this among the highest crimes making it a peculiar species of felony; a felony committed on one's self ...«

9. Georges Minois, *Geschichte des Selbstmords*, S. 116ff., 280.
10. Louis Israel Dublin, *Suicide*, S. 143.
11. Michael Haller, *Die Rückkehr der Lucretia*, S. 87.
12. Georges Minois, *Geschichte des Selbstmords*, S. 145ff.; Louis Israel Dublin, *Suicide*, S. 124.
13. Georges Minois, *Geschichte des Selbstmords*, S. 143; Louis Israel Dublin, *Suicide*, S. 124.
14. Zitiert nach: Georges Minois, *Geschichte des Selbstmords*, S. 152.
15. Georges Minois, *Geschichte des Selbstmords*, S. 150.
16. Zitiert nach: Georges Minois, *Geschichte des Selbstmords*, S. 208.
17. Georges Minois, *Geschichte des Selbstmords*, S. 209.
18. Michael Haller, *Die Rückkehr der Lucretia*, S. 87; Georges Minois, *Geschichte des Selbstmords*, S. 149, 154.
19. Heiko Buhr, *Sprich, soll denn die Natur der Tugend Eintrag tun?*, S. 20; Georges Minois, *Geschichte des Selbstmords*, S. 351; Michael Haller, *Die Rückkehr der Lucretia*, S. 89.
20. Heiko Buhr, *Sprich, soll denn die Natur der Tugend Eintrag tun?*, S. 193; Louis Israel Dublin, *Suicide*, S. 127.
21. Friedhelm Decher, *Die Signatur der Freiheit*, S. 66 ff.
22. A. a. O., S. 75 ff.
23. Robert Favre, *La mort*, S. 477.
24. Zitiert nach: Heiko Buhr, *Sprich, soll denn die Natur der Tugend Eintrag tun?*, S. 198.
25. Zitiert nach: Heiko Buhr, *Sprich, soll denn die Natur der Tugend Eintrag tun?*, S. 199.
26. Heiko Buhr, *Sprich, soll denn die Natur der Tugend Eintrag tun?*, S. 199.
27. Friedhelm Delcher, *Die Signatur der Freiheit*, S. 93ff.
28. Zitiert nach: Friedhelm Delcher, *Die Signatur der Freiheit*, S. 98f.; zu Humes Einstellung zum Selbstmord siehe auch: Gerhard Streminger, *David Hume*, S. 628ff.

29. Zu Casanovas Einstellung zum Suizid siehe: Heiko Buhr, *Sprich, soll denn die Natur der Tugend Eintrag tun?*, S. 193ff.
30. Harry M. Kuitert, *Darf ich mir das Leben nehmen?*, S. 59ff.; Friedhelm Delcher, *Die Signatur der Freiheit*, S. 101 ff.
31. A. a. O., S. 60 ff.
32. Heiko Buhr, *Sprich, soll denn die Natur der Tugend Eintrag tun?*, S. 54f.
33. Heiko Buhr, *Sprich, soll denn die Natur der Tugend Eintrag tun?*, S. 16f., 54f.
34. Georges Minois, *Geschichte des Selbstmords*, S. 320ff.
35. A. a. O., S. 358.
36. Zitiert nach: Heiko Buhr, *Sprich, soll denn die Natur der Tugend Eintrag tun?*, S. 208; siehe auch: a.a.O., S. 19, und Robert Favre, *La mort*, S. 482, und Georges Minois, *Geschichte des Selbstmords*, S. 427.
37. Heiko Buhr, *Sprich, soll denn die Natur der Tugend Eintrag tun?*, S. 209.
38. Georges Minois, *Geschichte des Selbstmords*, S. 431.
39. Robert Favre, *La mort*, S. 461; Heiko Buhr, *Sprich, soll denn die Natur der Tugend Eintrag tun?*, S. 20.
40. Georges Minois, *Geschichte des Selbstmords*, S. 431.
41. Ausführlichere Erläuterungen zu diesem Thema weiter unten.
42. Georges Minois, *Geschichte des Selbstmords*, S. 151, 354.
43. Roland Bartel, *Suicide*, S. 152; Georges Minois, *Geschichte des Selbstmords*, S. 414.
44. Georges Minois, *Geschichte des Selbstmords*, S. 130, 170.
45. David L. Lederer, *Reforming the Spirit*, S. 380.
46. Georges Minois, *Geschichte des Selbstmords*, S. 421f; David L. Lederer, *Reforming the Spirit*, S. 378
47. David L. Lederer, *Reforming the Spirit*, S. 381.
48. Georges Minois, *Geschichte des Selbstmords*, S. 127.
49. A. a. O., S. 124ff.
50. Paul Langford, *A Polite and Commercial People*, S. 490.
51. Georges Minois, *Geschichte des Selbstmords*, S. 271.
52. A. a. O., S. 416.

53. A. a. O., S. 293.
54. Zu Marat siehe: Thomas W. Gaethgens, *Davids Marat*, passim; Georges Minois, *Geschichte des Selbstmords*, S. 441 ff.
55. Georges Minois, *Geschichte des Selbstmords*, S. 420, 450.
56. Zitiert nach: Georges Minois, *Geschichte des Selbstmords*, S. 452.
57. David L. Lederer, *Reforming the Spirit*, S. 383.
58. Georges Minois, *Geschichte des Selbstmords*, S. 416 ff.
59. A. a. O., S. 420.
60. Zitiert nach: Georges Minois, *Geschichte des Selbstmords*, S. 275; siehe auch: a.a.O., S. 274.
61. Zitiert nach: Roland Bartel, *Suicide*, S. 153. »A commodious bath for disappointed ladies, paved with marble and fed by the clearest springs, where the patient may drown with the utmost privacy and elegance ... For attorneys, tradesmen, and mechanics, who have no taste for the genteeler exits, I have a long room, in which a range of halters are fastened to a beam, with the nooses already tied.« [Ü.d.V.]
62. Zur englischen Krankheit siehe: Roland Bartel, *Suicide*, passim; Georges Minois, *Geschichte des Selbstmords*, S. 265 f.
63. Paul Langford, *A Polite and Commercial People*, S. 588 f.; Robert Favre, *La mort*, S. 57.
64. Robert Favre, *La mort*, S. 56, 298 f; Mary Lindemann, *Armen- und Eselsbegräbnis*, S. 130.
65. Georges Minois, *Geschichte des Selbstmords*, S. 282.
66. Roland Bartel, *Suicide*, S. 151; Georges Minois, *Geschichte des Selbstmords*, S. 220.
67. Zitiert nach: Roland Bartel, *Suicide*, S. 152. »Of the manner of his death little need be said, except that if a poor radical, such as Waddington or Watson, had cut his throat, he would have been buried in a cross-road, with the usual appurtenances of the stake and mallet. But the minister was an elegant lunatic – a sentimental suicide – he merely cut the ›carotid artery‹, (blessings on their learning!) And lo! The pageant, and the Abbey!« and

»›the syllables of dolour yelled forth‹ by the newspapers ...« [Ü.d.V.]

68. Georges Minois, *Geschichte des Selbstmords*, S. 218.
69. David L. Lederer, *Reforming the Spirit*, S. 399; Georges Minois, *Geschichte des Selbstmords*, S. 217.
70. Georges Minois, *Geschichte des Selbstmords*, S. 218.
71. Mary Lindemann, *Armen- und Eselsbegräbnis*, S. 131; David L. Lederer, *Reforming the Spirit*, S. 400.
72. David L. Lederer, *Reforming the Spirit*, S. 401 f.
73. Plinio Prioreschi, *A History of Human Responses to Death*, S. 335; Georges Minois, *Geschichte des Selbstmords*, S. 296.
74. David L. Lederer, *Reforming the Spirit*, S. 392.
75. Georges Minois, *Geschichte des Selbstmords*, S. 410; David L. Lederer, *Reforming the Spirit*, S. 395.
76. Mary Lindemann, *Armen- und Eselsbegräbnis*, S. 129 f.; David L. Lederer, *Reforming the Spirit*, S. 392.
77. David L. Lederer, *Reforming the Spirit*, S. 394.
78. Mary Lindemann, *Armen- und Eselsbegräbnis*, S. 130; David L. Lederer, *Reforming the Spirit*, S. 395.
79. Georges Minois, *Geschichte des Selbstmords*, S. 422 f.
80. Philippe Ariès, *Geschichte des Todes*, S. 467 ff.; Mary Lindemann, *Armen- und Eselsbegräbnis*, S. 131.
81. Zitiert nach: David L. Lederer, *Reforming the Spirit*, S. 433.
82. David L. Lederer, *Reforming the Spirit*, S. 425 f., 432 ff.

## 4. »Sterben! Was heißt das?« – Der romantische Suizid

1. Michael Lösch, *Who's Who bei Goethe*, S. 314 f.; Georges Minois, *Geschichte des Selbstmords*, S. 388.
2. Ingrid Engel, *Werther*, S. 79 f.; Wolfgang Beutin u.a., *Deutsche Literaturgeschichte*, S. 146.
3. Ingrid Engel, *Werther*, S. 94 ff.; Paul Langford, *A Polite*

*and Commercial People*, S. 479; Michael Lösch, *Who's Who bei Goethe*, S. 313ff.
4. Georg Jäger, *Die Wertherwirkung*, S. 229f.
5. Georg Lukács, *Die Leiden des jungen Werther*, S. 53; Michael Lösch, *Who's Who bei Goethe*, S. 315, 318; A. Alvarez, *The Savage God*, S. 174.
6. Georges Minois, *Geschichte des Selbstmords*, S. 388.
7. Ingrid Engel, *Werther*, S. 91.
8. Michael Lösch, *Who's Who bei Goethe*, S. 318; A. Alvarez, *The Savage God*, S. 174.
9. Ingrid Engel, *Werther*, S. 87, 91; Georges Minois, *Geschichte des Selbstmords*, S. 360.
10. Georges Minois, *Geschichte des Selbstmords*, S. 395.
11. Michael Lösch, *Who's Who bei Goethe*, S. 318.
12. A. Alvarez, *The Savage God*, S. 174f.
13. Michael Lösch, *Who's Who bei Goethe*, S. 318.
14. Wolfgang Beutin, u.a., *Deutsche Literaturgeschichte*, S. 145.
15. Zitiert nach: Ingrid Engel, *Werther*, S. 81.
16. Georges Minois, *Geschichte des Selbstmords*, S. 395; Wolfgang Beutin, u. a., *Deutsche Literaturgeschichte*, S. 145; Michael Lösch, *Who's Who bei Goethe*, S. 318.
17. Georges Minois, Geschichte des Selbstmords, S. 390; Michael Lösch, *Who's Who bei Goethe*, S. 318.
18. Georges Minois, *Geschichte des Selbstmords*, S. 389.
19. Zitiert nach: Louis Israel Dublin, *Suicide*, S. 128.
20. Michael Lösch, *Who's Who bei Goethe*, S. 318.
21. Georg Jäger, *Die Wertherwirkung*, S. 226.
22. Ingrid Engel, *Werther*, S. 91.
23. Zitiert nach: Wolfgang Beutin u. a., *Deutsche Literaturgeschichte*, S. 143.
24. Wolfgang Beutin u. a., *Deutsche Literaturgeschichte*, S. 158.
25. Michael Lösch, *Who's Who bei Goethe*, S. 314; Wolfgang Beutin u. a., *Deutsche Literaturgeschichte*, S. 145; Ingrid Engel, *Werther*, S. 87.
26. Wolfgang Beutin u. a., *Deutsche Literaturgeschichte*, S. 142.

27. Friedrich Schiller, *Kabale und Liebe*, Nachwort, S. 111; Herbert Schöffler, *Die Leiden des jungen Werther*, S. 79.
28. Wolfgang Beutin u. a., *Deutsche Literaturgeschichte*, S. 132, 152; Michael Lösch, *Who's Who bei Goethe*, S. 315.
29. Wolfgang Beutin u. a., *Deutsche Literaturgeschichte*, S. 153, 194f.
30. Philippe Ariès, *Geschichte des Todes*, S. 482f; Mario Praz, *Liebe, Tod und Teufel*, S. 33ff.
31. Zitiert nach: Theodore Ziolkowski, *Das Amt der Poeten*, S. 260.
32. Zitiert nach: Theodore Ziolkowski, *Das Amt der Poeten*, S. 261.
33. Zitiert nach: Friedhelm Delcher, *Die Signatur der Freiheit*, S. 121.
34. Friedhelm Delcher, *Die Signatur der Freiheit*, S. 123.
35. Zitiert nach: Friedhelm Delcher, *Die Signatur der Freiheit*, S. 129.
36. Friedhelm Delcher, *Die Signatur der Freiheit*, S. 130.
37. A. a. O., S. 124f.
38. Zitiert nach: Markus Hänsel, *Selbstmord im Biedermeier*, S. 31.
39. Zitiert nach: Markus Hänsel, *Selbstmord im Biedermeier*, S. 31f.
40. Zitiert nach: Markus Hänsel, *Selbstmord im Biedermeier*, S. 32.
41. Zitiert nach: Curt Hohoff, *Heinrich von Kleist*, S. 170.

## 5. Soziologie des Freitods – Viktorianer töten sich selbst

1. Alle Fälle nach: Olive Anderson, *Suicide*, S. 117f.
2. Olive Anderson, *Suicide*, S. 52, 95, 129, 147.
3. Barbara T. Gates, *Victorian Suicide*, S. 38ff.; Olive Anderson, *Suicide*, S. 41, 115, 285.

4. Georges Minois, *Geschichte des Selbstmords*, S. 407.
5. Barbara T. Gates, *Victorian Suicide*, S. 49.
6. Das statistische Material, auf dem diese Ausführungen beruhen, stammt aus: Olive Anderson, *Suicide*, S. 41, 44, 51, 55, 103; vgl. auch: Georges Minois, *Geschichte des Selbstmords*, S. 407.
7. Barbara T. Gates, *Victorian Suicide*, S. 151, 163.
8. Friedhelm Delcher, *Die Signatur der Freiheit*, S. 132ff.
9. Georges Minois, *Geschichte des Selbstmords*, S. 407.
10. Barbara T. Gates, *Victorian Suicide*, S. 7.
11. Louis Israel Dublin, *Suicide*, S. 144.
12. Olive Anderson, *Suicide*, S. 270, 281; Barbara T. Gates, *Victorian Suicide*, S. 6; Louis Israel Dublin, *Suicide*, S. 142.
13. Olive Anderson, *Suicide*, S. 263, 271; Louis Israel Dublin, *Suicide*, S. 142.
14. Olive Anderson, *Suicide*, S. 264; Louis Israel Dublin, *Suicide*, S. 142.
15. Barbara T. Gates, *Victorian Suicide*, S. 39; Georges Minois, *Geschichte des Selbstmords*, S. 408.
16. Olive Anderson, *Suicide*, S. 266ff.
17. A. a. O., S. 263.
18. A. a. O., S. 282f., 287.
19. Georges Minois, *Geschichte des Selbstmords*, S. 459; Olive Anderson, *Suicide*, S. 295ff.
20. Zitiert nach: Georges Minois, *Geschichte des Selbstmords*, S. 459.
21. Barbara T. Gates, *Victorian Suicide*, S. 40.
22. Barbara T. Gates, *Victorian Suicide*, S. 39, 45ff., 152; Louis Israel Dublin, *Suicide*, S. 131; Lisa Jo Lieberman, *Une Maladie Epidémique*, S. 2.
23. Barbara T. Gates, *Victorian Suicide*, S. 152; Lisa Jo Lieberman, *Une Maladie Epidémique*, S. 8.
24. Philippe Ariès, *Geschichte des Todes*, S. 729ff.
25. A. a. O., S. 599ff.
26. Philippe Ariès, *Geschichte des Todes*, S. 671.
27. Philippe Ariès, *Western Attitudes*, S. 59ff., 73.
28. Martin Schäfer, *Der Tod*.

29. Louis Israel Dublin, *Suicide*, S. 130f.; Georges Minois, *Geschichte des Selbstmords*, S. 461f.
30. Lisa Jo Lieberman, *Une Maladie Epidémique*, S. 3.
31. Barbara T. Gates, *Victorian Suicide*, S. 13f.
32. Lisa Jo Lieberman, *Une Maladie Epidémique*, S. 2.
33. A. a. O., S. 161ff.
34. Friedhelm Delcher, *Die Signatur der Freiheit*, S. 147ff.
35. Georges Minois, *Geschichte des Selbstmords*, S. 456f; Barbara T. Gates, *Victorian Suicide*, S. 39.
36. Zitiert nach: Georges Minois, *Geschichte des Selbstmords*, S. 456.
37. Louis Israel Dublin, *Suicide*, S. 144.

## 6. Pathologie und Industrie – Freitod im 20. Jahrhundert

1. Gerit Langenberg-Pelzer, *Das Motiv des Selbstmords*, S. 20ff.
2. Gerit Langenberg-Pelzer, *Das Motiv des Selbstmords*, S. 113ff.; zu Hesse siehe auch: Wolfgang Beutin u. a., *Deutsche Literaturgeschichte*, S. 367f.
3. Gerit Langenberg-Pelzer, *Das Motiv des Selbstmords*, S. 108f.
4. A. a. O., S. 106f.
5. Raul Hilberg, *Täter*, S. 190.
6. Thomas Bronisch, *Suizidalität*, S. 153.
7. Raul Hilberg, *Die Vernichtung*, S. 487.
8. Raul Hilberg, *Täter*, S. 191.
9. A. a. O., S. 185.
10. A. a. O., S. 190.
11. Raul Hilberg, *Die Vernichtung*, S. 478f.
12. Thomas Bronisch, *Suizidalität*, S. 155.
13. Raul Hilberg, *Täter*, S. 191f.
14. Zitiert nach: Thomas Bronisch, *Suizidalität*, S. 156.
15. Gerald Grote u. a., *Das Lexikon*, S. 289, 292f., 318.
16. A. a. O., S. 155.

17. A. a. O., S. 125.
18. B. Müller-Oerlinghausen, *Suizid*, S. 162.
19. Matthias Matussek, *Das Selbstmord-Tabu*, S. 13.
20. A. a. O., S. 12f., 140.
21. A. a. O., S. 140.
22. A. a. O., S. 12.
23. A. a. O., S. 33.
24. A. a. O., S. 32.
25. dpa, Meldung vom 23. 2. 2000.
26. dpa, Meldung vom 8. 10. 1999.
27. B. Müller-Oerlinghausen, *Suizid*, S. 164.
28. dpa, Meldung vom 28. 7. 1999.
29. dpa, Meldung vom 8. 10. 1999.
30. Thomas Bronisch, *Der Suizid*, S. 49.
31. A. a. O., S. 27.
32. A. a. O., S. 28, 69f.
33. B. Müller-Oerlinghausen, *Suizid*, S. 164.

## Der Freitod in außereuropäischen Kulturen

### 1. Satis und Sadhus – Rituelle Freitode im Hinduismus

1. Raimundo Panikkar, *Die Zeit des Todes – der Tod der Zeit*, S. 289.
2. Shyam Gosh, *Hindu Concept of Life and Death*, S. 24.
3. Axel Michaels, *Der Hinduismus*, S. 174.
4. Arthur Schult, *Die Weisheit der Veden und Upanishaden*, S. 102.
5. Zitiert nach: A. Venkoba Rao, *Suicide in India*, S. 231.
6. A. Venkoba Rao, *Suicide in India*, S. 234.
7. A. a. O., , S. 232.
8. Jörg Fisch, *Tödliche Rituale*, S. 338.
9. A. Venkoba Rao, *Suicide in India*, S. 231.
10. In der Mythologie erhielt eine Frau Shivas diesen Namen – sie ging im Feuer auf, nachdem ihr Vater Shiva beleidigt

hatte. Jörg Fisch, *Tödliche Rituale*, S. 218.

11. In Indien werden Tote gewöhnlich nicht beerdigt, sondern verbrannt.
12. Jörg Fisch, *Tödliche Rituale*, S. 339, 195–210; A. S. Altekar, *The Position of Women in Hindu Civilisation*, S. 125; H. C. Upreti, Nandini Upreti, *The Myth of Sati*, S. 16.
13. A. S. Altekar, *The Position of Women in Hindu Civilisation*, S. 117.
14. Zitiert nach: Jörg Fisch, *Tödliche Rituale*, S. 225.
15. Jörg Fisch, *Tödliche Rituale*, S. 226; Gian Giuseppe Filippi, *Mrtyu*, S. 139. Altekar kommt zu dem Schluß, daß die Witwenverbrennung in vedischer Zeit kein Ritual war. Allerdings muß es in der Vorzeit so gewesen sein, sonst würde sich die Frau nicht als Zeichen ihrer Treue neben ihren Mann auf den Scheiterhaufen legen: A. S. Altekar, *The Position of Women in Hindu Civilisation*, S. 118. Jörg Fisch zufolge wurde die Änderung in der *Rigveda* im Mittelalter vorgenommen, um den Text der Realität der Witwenverbrennung anzupassen: Jörg Fisch, *Tödliche Rituale*, S. 225f.
16. Entstanden zwischen 400 v. Chr. und 400 n. Chr.
17. A. S. Altekar, *The Position of Women in Hindu Civilisation*, S. 120ff.
18. Zitiert nach: Jörg Fisch, *Tödliche Rituale*, S. 347.
19. Marco Polo, *Il Milione*, S. 311.
20. A. S. Altekar, *The Position of Women in Hindu Civilisation*, S. 125–131; Jörg Fisch, *Tödliche Rituale*, S. 230, 237.
21. A. S. Altekar, *The Position of Women in Hindu Civilisation*, S. 140ff.
22. Die Stellung der Frau verschlechtert sich im Lauf der Jahrtausende – von der gleichgestellten Partnerin zur Dienerin ihres Mannes. Laux zufolge schwächten Kastensystem und Priester-Oligarchie die Position der Frau. Ursprünglich waren die Frauen bei religiösen Zeremonien gleichberechtigt. Nachdem sich die Einwanderer mit nicht-arischen Frauen vermischten, die an den Riten

nicht teilnehmen durften, wurden alle Frauen ausgeschlossen. Da Bildung in jener Zeit vor allem religiöse Bildung war, blieb sie ihnen verwehrt; Branislava Laux, *Die Frau in der Hindugesellschaft*, S. 14: Upreti und Upreti nennen als Gründe für den Abstieg der Frau die brahmanische Härte der Gesellschaft, die Einführung nicht-arischer Ehefrauen in arische Haushalte, Mangel an Bildungseinrichtungen, die Rolle des Kastensystems und die Großfamilie; H. C. Upreti, Nandini Upreti, *The Myth of Sati*, S. 3f.

23. Zitiert nach: Jörg Fisch, *Tödliche Rituale*, S. 333.
24. Branislava Laux, *Die Frau in der Hindugesellschaft*, S. 23.
25. H. C. Upreti, Nandini Upreti, *The Myth of Sati*, S. 3f.; zu ihren Aufgaben zählt vor allem auch die Geburt eines Sohnes, denn nur durch ihn lebt die Familie des Mannes weiter: Branislava Laux, *Die Frau in der Hindugesellschaft*, S. 34.
26. Eine Sati behält den Status einer verheirateten Frau bei.
27. Jörg Fisch, *Tödliche Rituale*, S. 280.
28. A. a. O., S. 335; Diese Ansicht kommt auch in einem Bericht Dubois' zum tragen, wenn eine Frau nach dem Tod ihres Mannes klagt: »Was habe ich dir getan, daß du mich verläßt? War ich nicht immer tugendhaft und rein? Habe ich nicht jeden Tag das Haus gefegt?« J. A. Dubois, *Hindu Manners and Ceremonies*, S. 351.
29. H. C. Upreti, Nandini Upreti, *The Myth of Sati*, S. 8; Jörg Fisch, *Tödliche Rituale*, S. 335.
30. Axel Michaels, *Der Hinduismus*, S. 168; Branislava Laux, *Die Frau in der Hindugesellschaft*, S. 104.
31. Axel Michaels, *Der Hinduismus*, S. 168.
32. Branislava Laux, *Die Frau in der Hindugesellschaft*, S. 107.
33. Jörg Fisch, *Tödliche Rituale*, S. 340f.
34. A. a. O., S. 179f., 321.
35. Zitiert nach: Jörg Fisch, *Tödliche Rituale*, S. 293. Die Wiedervereinigung der Ehepartner wird auch in der Zeremonie betont, oft trägt die Sati ihren Hochzeitssari; Jörg Fisch, *Tödliche Rituale*, S. 296.

36. Jörg Fisch, *Tödliche Rituale*, S. 294.
37. A. a. O., S. 255. Falls eine gemeinsame Verbrennung des Ehepaars nicht möglich ist – zum Beispiel weil der Mann fern von zuhause stirbt oder die Witwe die Bedingungen für den rituellen Selbstmord nicht erfüllt – ist das »Nachsterben« (Sanskrit »anumarana«) möglich, bei dem die Witwe später verbrannt wird: Jörg Fisch, *Tödliche Rituale*, S. 268f.
38. Axel Michaels, *Der Hinduismus*, S. 167.
39. H. C. Upreti, Nandini Upreti, *The Myth of Sati*, S. 69.
40. Jörg Fisch, *Tödliche Rituale*, S. 270–277: Nur in wenigen Gegenden, in denen Erdbestattung üblich war, wurde die Sati mit ihrem Mann lebendig begraben.
41. Jörg Fisch, *Tödliche Rituale*, S. 312f.
42. »Ritueller Schmerz wird als Disziplin angesehen, als yogische Aufgabe, demütig und heldenhaft zugleich«, schreibt Sunder. Rajeswari Sunder Rajan, *Real and Imagined Women*, S. 20.
43. Während der Ausdruck Sati das Positive betont, ist im deutschen Begriff bereits die Tötung durch andere impliziert – sonst müßte es schließlich Selbstverbrennung heißen.
44. Jörg Fisch, *Tödliche Rituale*, S. 305–310.
45. A. a. O., S. 300.
46. A. a. O., S. 26.
47. A. a. O., S. 27; A. S. Altekar, *The Position of Women in Hindu Civilisation*, S. 138.
48. H. C. Upreti, Nandini Upreti, *The Myth of Sati*, S. 69.
49. H. C. Upreti, Nandini Upreti, *The Myth of Sati*, S. 46; John Stratton Hawley, *Sati, the Blessing and the Curse*, S. 6.
50. H. C. Upreti, Nandini Upreti, *The Myth of Sati*, S. 50, 70; Veena Talwar Oldenburg, *The Roop Kanwar Case*, S. 119; John Stratton Hawley, *Sati, the Blessing and the Curse*, S. 8.
51. John Stratton Hawley, *Sati, the Blessing and the Curse*, S. 8.
52. Veena Talwar Oldenburg, *The Roop Kanwar Case*, S. 118.

53. John Stratton Hawley, *Sati, the Blessing and the Curse*, S. 8.
54. H. C. Upreti, Nandini Upreti, *The Myth of Sati*, S. 36f., 70.
55. Rajesh Bedi, Ramesh Bedi, *Sadhus*, S. 13; weitere Bezeichnungen sind »sannyasi« und »swami«, »rishi«.
56. Dolf Hartsuiker, *Sadhus*, S. 7.
57. Rajesh Bedi, Ramesh Bedi, *Sadhus*, S. 18 ff.; Axel Michaels, *Der Hinduismus*, S. 349; Dolf Hartsuiker, *Sadhus*, S. 61. Weitere Motive sind Flucht aus der Gesellschaft, Bevorzugung eines karrierefreien Lebens, emotionale und wirtschaftliche Krisen, Familienprobleme, kriminelle Handlungen, Unfähigkeit, den eigenen Lebensunterhalt zu verdienen etc. Es ist auch möglich, daß Eltern als Opferhandlung ihr Kind einer Sekte übergeben, das dadurch zum Sadhu wird.
58. Axel Michaels, *Der Hinduismus*, S. 349; »Sie essen fast nichts«, berichtet Marco Polo über Sadhus, die er an der Koromandelküste sieht, »sie fasten das ganze Jahr hindurch und trinken nichts als Wasser.« Marco Polo, *Il Milione*, S. 335.
59. Alexandra David-Néel, *Mein Indien*, S. 182.
60. Dolf Hartsuiker, *Sadhus*, S. 7.
61. A. a. O. Dieser geringe Anteil hängt auch damit zusammen, daß die hinduistische Gesellschaft der Frau kein von ihrem Mann beziehungsweise ihrer Familie unabhängiges Leben zugesteht: Jörg Fisch, *Tödliche Rituale*, S. 339.
62. Axel Michaels, *Der Hinduismus*, S. 162f.
63. »Askese bedeutet Zölibat, körperliche Selbstqual, Wanderschaft, Bettelwesen und eine spezielle Lebensweise. Es ist eine ritualisierte Form des Einstiegs in die Transzendenz und des Ausstiegs aus der Gesellschaft durch eine systematische Kontrolle von Körper, Geist und Sprache mit einem soteriologischen, auf das Jenseits ausgerichteten Ziel«: Axel Michaels, *Der Hinduismus*, S. 347.
64. A. a. O., S. 354.

65. Dabei handelt es sich jedoch nicht um Wiedergutmachung, da die Selbstkasteiung nur den Täter betrifft, nicht aber das Opfer; A. Wezler, *Der Tod als Mittel der Entsühnung*, S. 111f.
66. A. Wezler, *Der Tod als Mittel der Entsühnung*, S. 113ff.
67. A. a. O., S. 119.
68. J. A. Dubois, *Hindu Manners and Ceremonies*, S. 521.
69. Jörg Fisch, *Tödliche Rituale*, S. 339; Christopher Justice, *Dying the Good Death*, S. 43.
70. Axel Michaels, *Der Hinduismus,* S. 169.
71. Alexandra David-Néel, *Mein Indien*, S. 199.
72. A. a. O., S. 200.
73. Dolf Hartsuiker, *Sadhus*, S. 100; Da Sadhus bereits bei ihrer Weihe als gestorben gelten, wird der Leichnam auch nicht verbrannt, sondern mit einem Stein beschwert in einen Fluss geworfen oder beerdigt. Sadhus sterben im weltlichen Sinn ohnehin nicht – sie verlassen den Körper und werden eins mit ihrer Gottheit. Sie erreichen »samadhi«. Dieser Ausdruck, der eigentlich Erleuchtung zu Lebzeiten ausdrückt, ist zum Synonym für den Tod als eine andere Form der Erleuchtung geworden; Axel Michaels, *Der Hinduismus,* S. 162f.; Dolf Hartsuiker, *Sadhus*, S. 100.
74. A. Venkoba Rao, *Suicide in India*, S. 234ff.; A. Venkoba Rao, *India*, S. 235.
75. A. Venkoba Rao, *Suicide in India*, S. 234ff. In dem autobiografischen Familienroman *Schwierige Töchter* erzählt Manju Kapur von der Reaktion einer Mutter auf den Selbstmordversuch ihrer Tochter: »Dieses Mädchen zieht unsere Familie in den Dreck, läßt uns so tief sinken, dass wir keinen Namen mehr haben«: Manju Kapur, *Schwierige Töchter*, S. 112.
76. Oft nimmt auch die Familie der Braut lieber deren Tod in Kauf als die Schande durch ihre Rückkehr.
77. Branislava Laux, *Die Frau in der Hindugesellschaft*, S. 73.

## 2. Gier nach Vernichtung und Martyrium – Freitod im Buddhismus

1. Hans Wolfgang Schumann, *Der historische Buddha*, S. 20.
2. Anders als im Hinduismus handelt es sich bei der buddhistischen Vorstellung des *Nirvana* nicht um ein Einswerden mit Gott, sondern um ein Eingehen in den Kosmos, das mit dem Einfließen eines Wassertropfens ins Meer verglichen wird.
3. Hans Wolfgang Schumann, *Buddhismus*, S. 231.
4. Maurice Pinguet, *Der Freitod*, S. 124.
5. Hans Wolfgang Schumann, *Der historische Buddha*, S. 154. Der Buddhismus leugnet zwar nicht, daß das Leben auch Freude bringt – allerdings beinhalte diese Freude auch immer die Angst vor ihrem Verlust.
6. Bernard Faure definiert Karma als Vergeltung einer Handlung. Diese ist positiv, negativ oder neutral und kann damit positive, negative oder keine Folgen haben. Bernard Faure, *Der Tod*, S. 117.
7. Ayya Kema, *Karma, Vergänglichkeit und Tod*, S. 17.
8. Maurice Pinguet, *Der Freitod*, S. 124.
9. Soygal Rinpoche, *Das tibetische Buch vom Leben und vom Sterben*, S. 25.
10. Bernard Faure, *Der Tod*, S. 21; Maurice Pinguet, *Der Freitod*, S. 118.
11. Dalai Lama, *Power of Compassion*, S. 28.
12. Detlef-Ingo Lauf, *Zeichen im Übergang*, S. 91.
13. Hans Wolfgang Schumann, *Der historische Buddha*, S. 205.
14. Maurice Pinguet, *Der Freitod*, S. 119, 124.
15. Auch ist das so sehr ersehnte *Nirvana* weder Existenz noch ihr Gegenteil: Bernard Faure, *Der Tod*, S. 27.
16. Hans Wolfgang Schumann, *Buddhismus*, S. 82; Thich Nhat Hanh, *Wie Siddharta zum Buddha wurde*, S. 364; »Selbst der Selbstmord, so paradox das klingen mag, kommt grundsätzlich aus dem Wunsch nach Leben – ein

Leben frei von Schwierigkeiten und Ärger, von Hindernissen und Enttäuschungen.«: V. F. Gunaratna, *Rebirth Explained*, S. 13.

17. Hans Wolfgang Schumann, *Buddhismus*, S. 83; in seiner Verzweiflung eng mit dem Diesseits verknüpft, hat das Bewußtsein des Selbstmörders keine andere Wahl als die, dem negativen Karma zu folgen; Soygal Rinpoche, *Das tibetische Buch vom Leben und vom Sterben*, S. 335, 447.
18. Bernard Faure, *Der Tod*, S. 27. Zudem ist der Suizid die Vergeudung einer Chance, denn Wiedergeburt als menschliches Wesen ist selten, und nur der Mensch besitzt die geistige und ethische Kraft, die Befreiung vom Leiden und damit das Eingehen ins *Nirvana* rasch zu verwirklichen; Hans Wolfgang Schumann, *Der historische Buddha*, S. 206.
19. Bokar Rinpoche, *Der Tod und die Kunst des Sterbens*, S. 34.
20. Bestimmend ist der Gleichmut und das Vorbereitetsein des Geistes. Solange die Seele nicht befreit ist, ist der Tod sinnlos. Carl B. Becker, *Breaking the Circle*, S. 137; Maurice Pinguet, *Der Freitod*, S. 124.
21. Hans Wolfgang Schumann, *Der historische Buddha*, S. 169.
22. A. a. O., S. 83; Hans Wolfgang Schumann, *Der historische Buddha*, S. 206; Bernard Faure, *Der Tod*, S. 27.
23. Carl B. Becker, *Breaking the Circle*, S. 136.
24. A. a. O., S. 136.
25. Maurice Pinguet, *Der Freitod*, S. 131.
26. Eine dritte Form stellt der tibetische Buddhismus dar, Tantrayana genannt. Klaus Sagaster, *Grundgedanken des tibetischen Totenbuchs*, S. 179.
27. Theravada bedeutet »Lehre der Älteren«; eine andere Bezeichnung lautet Hinayana, »kleines Fahrzeug«.
28. Heinz Bechert, Richard Gombrich, *Der Buddhismus*, S. 139.
29. Maurice Pinguet, *Der Freitod*, S. 120, 127.
30. »Es heißt, daß es schwerer wiegt, sich selbst zu töten als einen anderen zu töten. Sich selbst zu töten bedeutet, die

Gottheiten, die die Essenz des Körpers sind, zu töten.«: Bokar Rinpoche, *Der Tod und die Kunst des Sterbens*, S. 34.

31. Mahayana bedeutet »großes Fahrzeug«, diese Form ist in Korea, Vietnam, China, Singapur, auf Taiwan und als Zen-Buddhismus auch in Japan vorherrschend: Heinz Bechert, Richard Gombrich, *Der Buddhismus*, S. 213f.
32. Bernard Faure, *Der Tod*, S. 27.
33. Maurice Pinguet, *Der Freitod*, S. 128.
34. Schon Marco Polo erzählt von chinesischen Mönchen, die asketisch leben: »Kein Mensch auf Erden führt so ein karges, hartes Leben wie sie.« Marco Polo, *Il Milione*, S. 118.
35. Maurice Pinguet, *Der Freitod*, S. 128ff.
36. A. a. O., S. 130; Faure, *Der Tod*, S. 28.
37. Maurice Pinguet, *Der Freitod*, S. 130; Karl-Heinz Golzio, *Wer den Bogen beherrscht*, S. 188f.
38. Homepage des Tibet Information Network.
39. Tilmann Vetter, *Tod im Buddhismus*, S. 318.
40. Maurice Pinguet, *Der Freitod*, S. 130.
41. Somporn Bussaratid, Sompop Ruangtrakool, *Thailand*. S. 146; Chanpen Choprapawon, Sumana Visalyaputra, *Suicidal Behaviour in Thailand*, S. 131.
42. S. A. W. Dissanayake, Padmal De Silva, *Sri Lanka*. S. 175f.
43. Mian-Yoon Chong, Eng-Koon Yeh, Juang-Kwang Wen, *Suicidal Behaviour in Taiwan*, S. 78; Hsien Rin, Tuan Chen, *Taiwan*, S. 61, 247.
44. Die niedrigste haben die Malayen, deren islamischer Glaube den Selbstmord strikt verbietet. Hock Boon Chia, *Singapore*, S. 123.
45. Hock Boon Chia, *Singapore*, S. 123.
46. Carl B. Becker, *Breaking the Circle*, S. 137.
47. A. a. O., S. 137.

## 3. Vielfalt des Todes – Selbsttötung bei den Indianern Nordameriaks

1. James Dunkerley, *Political Suicide*, S. 4; Louis Israel Dublin, *Suicide*, S. 86.
2. Jakob Wisse, *Selbstmord*, S. 129, 132.
3. A. a. O., S. 132, 148.
4. David Lester, *Suicide in American Indians*, S. 50f.
5. A. a. O., S. 70.
6. John Webb, William Willard, *Six American Indian Patterns*, S. 17f.
7. David Lester, *Suicide in American Indians*, S. 81.
8. A. a. O., S. 110.
9. Beide Zitate aus John Webb, William Willard, *Six American Indian Patterns*, S. 24.
10. John Webb, William Willard, *Six American Indian Patterns*, S. 27.
11. Jakob Wisse, *Selbstmord*, S. 156f.
12. John Webb, William Willard, *Six American Indian Patterns*, S. 27.
13. David Lester, *Suicide in American Indians*, S. 156f.
14. Louis Israel Dublin, *Suicide*, S. 86f.
15. David Lester, *Suicide in American Indians*, S. 118; vgl. dazu auch den Abschnitt 1. Satis und Sadhus – Rituelle Freitode im Hinduismus.
16. Jakob Wisse, *Selbstmord*, S. 117.
17. John Webb, William Willard, *Six American Indian Patterns*, S. 28.
18. Jakob Wisse, *Selbstmord*, S. 149; David Lester, *Suicide in American Indians*, S. 119.
19. Jakob Wisse, *Selbstmord*, S. 152.
20. David Lester, *Suicide in American Indians*, S. 119; Jakob Wisse, *Selbstmord*, S. 123.
21. Jakob Wisse, *Selbstmord*, S. 123.
22. A. a. O., S. 151.
23. A. a. O., S. 151.

## 4. Sterben für die Gruppe – Suizid in Afrika, Indonesien und der Südsee

1. Louis Israel Dublin, *Suicide*, S. 84.
2. A. a. O., S. 85; Paul Bohannan, *African Homicide*, S. 85; Jakob Wisse, *Selbstmord*, S. 14f.
3. Paul Bohannan, *African Homicide*, S. 80.
4. A. a. O., S. 80.
5. A. a. O., S. 81.
6. Y. K. Bamunoba, *La mort*, S. 40.
7. A. a. O., S. 36f.
8. A. a. O., S. 41.
9. Paul Bohannan, *African Homicide*, S. 70.
10. A. a. O., S. 75f.
11. A. a. O., S. 193.
12. A. a. O., S. 70, 195.
13. Jakob Wisse, *Selbstmord*, S. 371, 396.
14. A. a. O., S. 381.
15. A. a. O., S. 382.
16. A. a. O., S. 375f.
17. Hans Joachim Sell, *Der schlimme Tod*, S. 108; Jakob Wisse, *Selbstmord*, S. 371.
18. Hans Joachim Sell, *Der schlimme Tod*, S. 128.
19. Jakob Wisse, *Selbstmord*, S. 391.
20. Hans Joachim Sell, *Der schlimme Tod*, S. 372, 387; Jakob Wisse, *Selbstmord*, S. 158.
21. Hans Joachim Sell, *Der schlimme Tod*, S. 26.
22. Thomas Mooren, *Die vertauschten Schädel*, S. 20f.; Hans Joachim Sell, *Der schlimme Tod*, S. 26.
23. Jakob Wisse, *Selbstmord*, S. 387; Hans Joachim Sell, *Der schlimme Tod*, S. 37, 136.
24. Jakob Wisse, *Selbstmord*, S. 389; Hans Joachim Sell, *Der schlimme Tod*, S. 26, 159; Mehr zu diesen Giften siehe weiter unten.
25. Hans Joachim Sell, *Der schlimme Tod*, S. 158.
26. A. a. O., S. 28, 49.
27. Jakob Wisse, *Selbstmord*, S. 379.

28. Hans Joachim Sell, *Der schlimme Tod*, S. 114.
29. A. a. O., S. 50, 125.
30. Jakob Wisse, *Selbstmord*, S. 373.
31. Hans Joachim Sell, *Der schlimme Tod*, S. 36.
32. Jakob Wisse, *Selbstmord*, S. 9.
33. A. a. O., S. 12f.
34. Louis Israel Dublin, *Suicide*, S. 91; Jakob Wisse, *Selbstmord*, S. 8.
35. Jakob Wisse, *Selbstmord*, S. 52.
36. A. a. O., S. 9.
37. Louis Israel Dublin, *Suicide*, S. 91; Jakob Wisse, *Selbstmord*, S. 14ff.
38. Jakob Wisse, *Selbstmord*, S. 17.
39. A. a. O., S. 44.
40. A. a. O., S. 46.
41. Louis Israel Dublin, *Suicide*, S. 88; Jakob Wisse, *Selbstmord*, S. 48.
42. Jakob Wisse, *Selbstmord*, S. 29 ff.; Louis Israel Dublin, *Suicide*, S. 88.
43. Jakob Wisse, *Selbstmord*, S. 56.

## 5. Sterben wie die Kirschblüte – Der Freitod in Japan

1. Dazu: Louis Israel Dublin, *Suicide*, S. 99; Maurice Pinguet, *Der Freitod*, S. 69; Alan Wolfe, *Suicidal Narrative*, S. 33.
2. Gavin J. Fairbairn, *Contemplating Suicide*, S. 27.
3. Mamoru Iga, Kichinosuke Tatai, *Characteristics*, S. 271, 277.
4. Junzo Kawada, *Der Doppelselbstmord*, passim.
5. Mamoru Iga, Kichinosuke Tatai, *Characteristics*, S. 270f., 276; Maurice Pinguet, *Der Freitod*, S. 65.
6. Maurice Pinguet, Der Freitod, S. 95ff., 145.
7. Eugen Herrigel, *Zen*, S. 91.
8. Maurice Pinguet, *Der Freitod*, S. 69, 98, 151ff., 163; Mamoru Iga, Kichinosuke Tatai, *Characteristics*, S. 259; Eugen Herrigel, *Zen*, S. 90ff.

9. Maurice Pinguet, *Der Freitod*, S. 99.
10. Maurice Pinguet, *Der Freitod*, S. 106; zum ganzen Absatz siehe auch: a.a.O., S. 99ff.; Mamoru Iga, Kichinosuke Tatai, *Characteristics*, S. 258f.; Gavin J. Fairbairn, *Contemplating Suicide*, S. 144f.
11. Louis Israel Dublin, *Suicide*, S. 99; Maurice Pinguet, *Der Freitod*, S. 148, 151.
12. Maurice Pinguet, *Der Freitod*, S. 154ff.; Louis Israel Dublin, *Suicide*, S. 99.
13. Maurice Pinguet, *Der Freitod*, S. 157.
14. Mamoru Iga, Kichinosuke Tatai, *Characteristics*, S. 258; Maurice Pinguet, *Der Freitod*, S. 66ff.
15. Eine ausführliche Beschreibung des *shinju* bietet Junzo Kawada, *Der Doppelselbstmord*, passim.
16. Maurice Pinguet, *Der Freitod*, S. 261ff.
17. Jörg Becker, *Eine Figur der Leere*; Maurice Pinguet, *Der Freitod*, S. 261; Dazu auch: Louis Israel Dublin, *Suicide*, S. 100; Mamoru Iga, Kichinosuke Tatai, *Characteristics*, S. 259.
18. Maurice Pinguet, *Der Freitod*, S. 267.
19. A. a. O., S. 270.
20. A. a. O., S. 275; vgl. auch S. 270ff.
21. Mamoru Iga, Kichinosuke Tatai, *Characteristics*, S. 272.
22. Beate Willms, *Die Selbstmordrate*: André Kunz, *Selbstmord.*
23. dpa, Meldung vom 5. 7. 1999.
24. André Kunz, *Selbstmord.*

## Die Freiheit, das Leben zu lassen – Plädoyer für einen anderen Umgang mit dem Freitod

1. Die beste Übersicht über die Diskussion des Begriffs »Freiheit« bieten: Isaiah Berlin, *Two Concepts of Liberty*; Gerald C. MacCallum, *Negative and Positive Liberty*; Quentin Skinner, *The Paradoxes of Political Liberty.*
2. *Grundgesetz*, Artikel 2.

3. Harry M. Kuitert, *Darf ich mir das Leben nehmen?*, S. 69.
4. B. Müller-Oerlinghausen, *Suizid*, S. 164.
5. Jean Améry, *Hand an sich legen*, S. 99.
6. Matthias Matussek, *Das Selbstmord-Tabu*, S. 137; vgl. dazu auch: B. Müller-Oerlinghausen, *Suizid*, S. 165.
7. Michael Haller, *Für ein gelingendes Leben*, S. 181.
8. Jean Améry, *Hand an sich legen*, S. 99; so auch Dietrich Stollberg, *Suizid*, S. 45.
9. Jean Améry, *Hand an sich legen*, S. 99; so auch Dietrich Stollberg, *Suizid*, S. 45.
10. Jean Améry, *Hand an sich legen*, S. 100.
11. Kurt Schobert, *Der gesuchte Tod*, S. 145f.
12. Sonhard Braun, *Freitod*, S. 56; B. Müller-Oerlinghausen, *Suizid*, S. 165.
13. Vgl. Sonhard Braun, *Freitod*, S. 55.
14. Jean Améry, *Hand an sich legen*, S. 124.
15. A. a. O., S. 144.

# Bibliografie


A. S. Altekar, *The Position of Woman in Hindu Civilisation. From Prehistoric Times to the Present Day*, Delhi 1959

A. Alvarez, *The Savage God. A Study of Suicide*, London 1971

Jean Améry, *Hand an sich legen. Diskurs über den Freitod*, Stuttgart 1976

Olive Anderson, *Suicide in Victorian and Edwardian England*, Oxford 1987

Philippe Ariès, *Geschichte des Todes*, München 1982

Ders., *Western Attitudes toward Death. From the Middle Ages to the Present*, Baltimore, London 1974

Jean Baechler, *Tod durch eigene Hand. Eine wissenschaftliche Untersuchung über den Selbstmord*, Frankfurt am Main 1981

Y. K. Bamunoba, *La mort dans la vie africaine*, Paris 1979

Roland Bartel, *Suicide in Eighteenth-Century England. The Myth of a Reputation*, in: Huntington Library Quarterly, 23, 1960, S. 145–158

Carl B. Becker, *Breaking the Circle: Death and Afterlife in Buddhism*, o. O., o. J.

Jörg Becker, *Eine Figur der Leere. Über die japanische Würde des Scheiterns*, in: die tageszeitung, 15. 2. 1991

Heinz Bechert, Richard Gombrich (Hg.), *Der Buddhismus: Geschichte und Gegegenwart*, München 1995

Rajesh Bedi, Ramesh Bedi, *Sadhus. The Holy Men of India*, New Delhi 1991

Isaiah Berlin, *Two Concepts of Liberty*, in: David Miller (Hg.), Liberty, Oxford 1991, S. 33–57

Wolfgang Beutin, Klaus Ehlert, Wolfgang Emmerich, Helmut Hoffacker, Bernd Lutz, Volker Meid, Ralf Schnell, Peter Stein, Inge Stephan, *Deutsche Literaturgeschichte. Von den Anfängen bis zur Gegenwart*, Stuttgart, Weimar 1994

Georg Blume, *Okinawas alte Wunden*, in: die tageszeitung, 9. 9. 1996

Paul Bohannan (Hg.), *African Homicide and Suicide*, New York 1967

Rinpoche Bokar, *Der Tod und die Kunst des Sterbens im tibetischen Buddhismus*, Mechernich 1992

Sonhard Braun, *Freitod – Eine natürliche Reaktion auf eine unnatürliche Lebenssituation*, in: Friedrich Petrowski, Franz Peter Zimmer (Hg.), *Suizid. Weg der Freiheit?* Tagung der Evangelisch-Katholischen Telefonseelsorge und des Zentrums für Psychologische Medizin Saarbrücken, Regensburg, 1991, S. 55f.

Elisabeth Bronfen, *Nur über ihre Leiche. Tod, Weiblichkeit und Ästhetik*, München 1994

Dies., *Dialogue with the Dead: The Deceased Beloved as Muse*, in: Regina Barreca (Hg.), *Sex and Death in Victorian Literature*, Bloomington, Indianapolis 1990, S. 241–259

Thomas Bronisch, *Der Suizid. Ursachen, Warnsignale, Prävention*, München 1995

Ders., *Suizidalität im Konzentrationslager im Spiegel von Augenzeugenberichten von ehemaligen Häftlingen*, in: *Suizidprophylaxe. Theorie und Praxis.* Mitteilungen der Deutschen Gesellschaft für Suizidprävention (DGS), 22, 1995, S. 153–158

Heiko Buhr, *»Sprich, soll denn die Natur der Tugend Eintrag tun?« Studien zum Freitod im 17. und 18. Jahrhundert*, Würzburg 1998

Somporn Bussara, Sompop Ruangtrakool, *Thailand*, in: Lee A. Headley (Hg.): *Suicide* in Asia and the Near East. Berkeley, Los Angeles, London 1983, S. 142–166

John Campbell, *Human Sacrifices in India*, Delhi 1986

Hock Boon Chia, *Singapore*, in: Lee A. Headley (Hg.): *Suicide in Asia and the Near East.* Berkeley, Los Angeles, London 1983, S. 101–141

Mian-Yoon Chong, Eng-Koon Yeh, Juang-Kwang Wen, *Suicidal Behaviour in Taiwan*, in: Kok Lee Peng, Wen-Shing Tseng (Hg.): *Suicidal Behaviour in the Asia-Pacific Region*, Singapore 1992, S. 69–82

Chanpen Choprapawon, Sumana Visalyaputra, *Suicidal Behaviour in Thailand*, in: Kok Lee Peng, Kok Lee, Wen-Shing Tseng (Hg.): *Suicidal Behaviour in the Asia-Pacific Region*, Singapore 1992, S. 127–143

Lester G. Crocker, *The Discussion of Suicide in the Eighteenth Century*, in: Journal of the History of Ideas, 13, 1952, S. 47–72

Dalai Lama, *The Power of Compassion*, New Delhi 1995

Alexandra David-Néel, *Mein Indien. Die außergewöhnlichen Reisen einer ungewöhnlichen und mutigen Frau*, München 1993

Friedhelm Delcher, *Die Signatur der Freiheit. Ethik des Selbstmords in der abendländischen Philosophie*, Lüneburg 1999

G. A. de Vos, *Suicide in Cross-Cultural Perspective*, in: H. L. P. Resnik (Hg.), *Suicidal Behavior. Diagnosis and Management*, Boston 1968, S. 105–134

S. A. W. Dissanayake, Padmal de Silva, *Sri Lanka*, in: Lee A. Headley (Hg.), *Suicide in Asia and the Near East*, Berkeley, Los Angeles, London 1983, S. 167–209

dpa, Meldung vom 23. 2. 2000: *11648 Menschen nahmen sich 1998 das Leben. Rückläufige Tendenz*

dpa, Meldung vom 8. 10. 1999: *Jährlich 12000 Selbstmorde. Ursachen Depressionen und Alkoholismus*

dpa, Meldung vom 28. 7. 1999: *Selbstmord zählt in den USA zu den zehn häufigsten Todesursachen*

dpa, Meldung vom 5. 7. 1999: *Dramatischer Anstieg der Selbstmorde in Japan*

Arthur J. Droge, *A Noble Death, Suicide and Martyrdom among Christians and Jews in Antiquity*, San Francisco 1992

J. A. Dubois, *Hindu Manners and Ceremonies*, Oxford 1905

Louis Israel Dublin, *Suicide. A Sociological and Statistical Study*, New York 1963

Georges Duby, *Wirklichkeit und höfischer Traum. Zur Kultur des Mittelalters*, Frankfurt am Main 1990

James Dunkerley, *Political Suicide in Latin America*, in: ders. (Hg.), *Political Suicide in Latin America and Other Essays*, London, New York 1992, S. 1–48

Emile Durkheim, *Der Selbstmord*, Frankfurt am Main 1997 (Reprint)

Ingrid Engel, *Werther und die Wertheriaden. Ein Beitrag zur Wirkungsgeschichte*, St. Ingbert 1986

D. J. Enright (Hg.), *The Oxford Book of Death*, Oxford 1983

Gavin J. Fairbairn, *Contemplating Suicide. The Language and Ethics of Self Harm*, London, New York 1995

Robert Favre, *La mort dans la littérature et la pensée française au siècle des lumières*, Lyon o. J.

Bernard Faure, *Der Tod in den asiatischen Religionen*, Bergisch Gladbach 1999

Gian Giuseppe Filippi, *Mrtyu. Concept of Death in Indian Traditions*, New Delhi 1996

Jörg Fisch, *Tödliche Rituale: Die indische Witwenverbrennung und andere Formen der Totenfolge*, Frankfurt am Main, New York 1998

Michel Foucault, *Politische Disqualifizierung des Todes*, in: Rainer Beck (Hg.), *Der Tod. Ein Lesebuch von den letzten Dingen*, München 1995, S. 178–184

Thomas W. Gaethgens, *Davids Marat (1793) oder die Dialektik des Opfers*, in: Alexander Demandt (Hg.), *Das Attentat in der Geschichte*, Köln 1996, S. 187–214

Barbara T. Gates, *Victorian Suicide. Mad Crimes and Sad Histories*, Princeton 1988

Karl-Heinz Golzio, *Wer den Bogen beherrscht. Der Buddhismus*, München 1997

Shyam Gosh, *Hindu Concept of Live and Death. As Portrayed in Vedas, Brahmanas, Aranyakas, Upanisads, Smrtis, Puranas and Epics*, New Delhi 1989

Yolande Grisé, *Le suicide dans la Rome antique*, Montréal, Paris 1982

Gerald Grote, Michael Völkel, Karsten Weyershausen, *Das Lexikon der prominenten Selbstmörder*, Berlin 2000

*Grundgesetz*, München 1998

V. F. Gunaratna, *Rebirth Explained*, Kandy 1980

Markus Hänsel, *Selbstmord im Biedermeier. Geistliche Restauration und Junges Deutschland in Dokumentation und Rezeption des Freitods Carls von Hohenhausen*, Frankfurt am Main 1985

Michael Haller, *Die Rückkehr der Lucretia. Zur Kulturgeschichte des Selbstmords*, in: Michael Haller (Hg.), Freiwillig sterben – freiwillig? Selbstmord, Sterbehilfe, Suchttod, Reinbek 1986, S. 65–99

Ders., *Für ein gelingendes Leben. Fünf Thesen über Tod, Freitod und Sterbehilfe*, in: Michael Haller (Hg.), *Freiwillig sterben – freiwillig? Selbstmord, Sterbehilfe, Suchttod*, Reinbek 1986, S. 179–182

Dolf Hartsuiker, *Sadhus. Holy Men of India*, Singapur 1993

John Stratton Hawley, *Introduction to Sati, the Blessing and the Curse*, in: John Stratton Hawley (Hg.), *Sati, the Blessing and the Curse. The Burning of Wives in India*, Oxford 1994, S. 3–26

Eugen Herrigel, *Zen in der Kunst des Bogenschießens*, Bern, München, Wien 1989

Raul Hilberg, *Die Vernichtung der europäischen Juden*, Frankfurt am Main 1990

Ders., *Täter, Opfer, Zuschauer. Die Vernichtung der Juden*, 1933–1945, Frankfurt am Main 1997

Curt Hohoff, *Heinrich von Kleist*, Hamburg 1958

Anton J. L. van Hooff, *From Autothanasia to Suicide. Self-Killing in Classical Antiquity*, London, New York 1990

Christoph Horn, *Antike Lebenskunst. Glück und Moral von Sokrates bis zu den Neuplatonikern*, München 1998

Malte Hossenfelder, *Geschichte der Philosophie, Band III. Die Philosophie der Antike. Stoa, Epikureismus und Skepsis*, München 1995

Arthur E. Imhof, *Die Kunst des Sterbens (Ars moriendi) einst – und heute? Oder: Erfüllt leben – in Gelassenheit sterben*, in: Ulrich Becker, Klaus Feldmann, Friedrich Johannsen (Hg.), *Sterben und Tod in Europa*, Neukirchen-Vluyn 1998, S. 118–127

Georg Jäger, *Die Wertherwirkung. Ein rezeptionsästhetischer Modellfall*, in: Hans Peter Herrmann (Hg.), *Goethes »Werther«. Kritik und Forschung*, Darmstadt 1994, S. 223–231

Constance Jones, *Die letzte Reise. Eine Kulturgeschichte des Todes*, München 1999

Christopher Justice, *Dying the good death. The Pilgrimage to Die in India's Holy City*, New York 1997

Manju Kapur, *Schwierige Töchter*, Wien 1999

Junzo Kawada, *Der Doppelselbstmord als kulturelles und religiöses Phänomen in Japan*, in: Constantin von Barloewen (Hg.), *Der Tod in den Weltkulturen und Weltreligionen*, München 1996, S. 228–247

Ayya Khema, *Karma, Vergänglichkeit und Tod*, in: Anonymus (Hg.), *Das Leben ist nur ein anderer Tod. Tod und Vergänglichkeit aus buddhistischer Sicht. Ein Lesebuch*, Braunschweig 1996, S. 11–27

Fritz Peter Knapp, *Der Selbstmord in der abendländischen Epik des Hochmittelalters*, Heidelberg 1979

Manfred Kriener, *Tod durch Überarbeitung*, in: die tageszeitung, 18. 12. 1991

Harry M. Kuitert, *Darf ich mir das Leben nehmen?*, Stuttgart 1990

André Kunz, *Selbstmord als gesellschaftliches Erziehungsmodell*, in: die tageszeitung, 7. 3. 1998

Emmanuel le Roy Ladurie, *Seelenboten – Nachrichten aus dem Jenseits*, in: Rainer Beck (Hg.), *Der Tod. Ein Lesebuch von den letzten Dingen*, München 1995, S. 116–120

Gerit Langenberg-Pelzer, *Das Motiv des Selbstmords in der deutschen Literatur der Jahrhundertwende*, Dissertation, Aachen 1995

Paul Langford, *A Polite and Commercial People. England 1727–1783*, Oxford 1992

Detlef-Ingo Lauf, *Zeichen im Übergang zwischen den Welten und das Urlicht am Anfang des Todes*, in: Anonymus (Hg.), *Das Leben ist nur ein anderer Tod. Tod und Vergänglichkeit aus buddhistischer Sicht. Ein Lesebuch*, Braunschweig 1996, S. 91–103

Branislava Laux, *Die Frau in der Hindugesellschaft zwischen Tradition und Moderne. Eine Untersuchung zu ihrer sozialen und politischen Stellung*, München 1997

David L. Lederer, *Reforming the Spirit. Society, Madness and Suicide in Central Europe, 1517–1809*, Dissertation, New York 1995

Anton Leist (Hg.), *Um Leben und Tod. Moralische Probleme bei Abtreibung, künstlicher Befruchtung, Euthanasie und Selbstmord*, Frankfurt am Main 1990

David Lester, *Suicide and Mutilation Behaviors in Non-Literate Societies*, in: Psychological Reports, 28, 1971, S. 801–802

Ders., *The Incidence of Suicide and the Fear of the Dead in Non-Literate Societies*, in: Journal of Cross-Cultural Psychology, 2, 1971, S. 207

Ders., *Suicide in American Indians*, New York 1997

Lisa Jo Lieberman, *Une Maladie Epidémique. Suicide and its Implications in Nineteenth-Century France*, Dissertation, Yale 1987

Vera Lind, *Selbstmord in der Frühen Neuzeit. Diskurs, Lebenswelt und kultureller Wandel am Beispiel der Herzogtümer Schleswig und Holstein*, Göttingen 1999

Mary Lindemann, *Armen- und Eselsbegräbnis in der europäischen Frühneuzeit. Eine Methode sozialer Kontrolle*, in: Paul Richard Blum (Hg.), *Studien zur Thematik des Todes im 16. Jahrhundert*, Wolfenbüttel 1983, S. 125–140

Michael Lösch, *Who's Who bei Goethe*, München 1998

Georg Lukács, *Die Leiden des jungen Werther. Goethe und seine Zeit*, in: Hans Peter Herrmann (Hg.), *Goethes »Werther«. Kritik und Forschung*, Darmstadt 1994, S. 39–57

Gerald C. MacCallum, Jr., *Negative and Positive Freedom*, in: David Miller (Hg.), *Liberty*, Oxford 1991, S. 100–122

Michael Macdonald, *Sleepless Souls. Suicide in Early Modern England*, Oxford 1993

Ders., *The Inner Side of Wisdom. Suicide in Early Modern England*, in: Psychological Medicine, 7, 1977, S. 565–582

François Macé, *La mort et les funérailles dans le Japon ancien*, Paris 1986

John L. Macintosh, *Research on Suicide. A Bibliography*, Greenwood 1985

Iga Mamoru, Tatai Kichinosuke, *Characteristics of Suicide and Attitudes toward Suicide in Japan*, in: Norman L. Farberow (Hg.), *Suicide in Different Cultures*, Baltimore, London, Tokyo 1975, S. 255–280

Matthias Matussek, *Das Selbstmord-Tabu. Von der Seelenlosigkeit des SED-Staates*, Reinbek bei Hamburg 1992

Axel Michaels, *Der Hinduismus. Geschichte und Gegenwart*, München 1998

Fan Mingzhao, Li Congpei, Wang Jueiji, Zhang Enyu, *Suicidal Behaviour in China*, in: Kok-Lee Peng, Wen-Shing Tseng (Hg.), *Suicidal Behaviour in the Asia-Pacific Region*, Singapore 1992, S. 58–68

Georges Minois, *Geschichte des Selbstmords*, Düsseldorf, Zürich 1996

Thomas Mooren, *Die vertauschten Schädel. Tod und Sterben in Naturreligionen, Hinduismus und Christentum*, Düsseldorf 1995

B. Müller-Oerlinghausen, *Suizid, Selbstmord, Freitod: Kulturhistorische und medizinische Anmerkungen*, in: Suizidprophylaxe. Theorie und Praxis. Mitteilungen der Deutschen Gesellschaft für Suizidprävention (DGS), 22, 1995, S. 162–167

Alexander Murray, *Suicide in the Middle Ages. Volume I: The Violent against Themselves*, Oxford 1998

Veena Talwar Oldenburg, *The Roop Kanwar Case: Feminist Responses*, in: John Stratton Hawley (Hg.), *Sati, the Blessing and the Curse. The Burning of Wives in India*, Oxford 1994, S. 101–130

Norbert Ohler, *Sterben und Tod im Mittelalter*, München 1990

Raimundo Panikkar, *Die Zeit des Todes – der Tod der Zeit. Eine indische Betrachtung*, in: Constantin von Barloewen (Hg.), *Der Tod in den Weltkulturen und Weltreligionen*, München 1996, S. 282–295

Maurice Pinguet, *Der Freitod in Japan. Ein Kulturvergleich*, Berlin 1991

Marco Polo, *Il Millione. Die Wunder der Welt*, Zürich 1997 (Reprint)

Mario Praz, *Liebe, Tod und Teufel. Die schwarze Romantik*, München 1963

Jean Prieur, *La mort dans l'antiquité romaine*, o. O. 1986

Plinio Prioreschi, *A History of Human Responses to Death. Mythologies, Rituals, and Ethics*, Lewiston, Queenston, Lampeter 1990

Colin Pritchard, *Suicide. The Ultimate Rejection? A Psycho-Social Study*, Buckingham, Philadelphia 1995

A. Venkoba Rao, *India*, in: Lee A. Headley (Hg.), *Suicide in Asia and the Near East*, Berkeley, Los Angeles, London 1983, S. 210–237

Ders., *Suicide in India*, in: Norman L. Farberow (Hg.), *Suicide in Different Cultures*, Baltimore, London, Tokyo 1975, S. 231–238

Hsien Rin, Tuan Chen, *Taiwan*, in: Lee A. Headley (Hg.), *Suicide in Asia and the Near East*, Berkeley, Los Angeles, London 1983, S. 59–86

Hsien Rin, *Suicide in Taiwan*, in: Norman L. Farberow (Hg.), *Suicide in Different Cultures*, Baltimore, London, Tokyo 1975, S. 239–254

G. Rosen, *History*, in: S. Perlin (Hg.), *Handbook for the Study of Suicide*, New York 1975, S. 3–29

Klaus Sagaster, *Grundgedanken des tibetischen Totenbuchs*, in: Hans-Joachim Klimkeit (Hg.): *Tod und Jenseits im Glauben der Völker*, Wiesbaden 1978, S. 175–189

Martin Schäfer, *Der Tod, der muß ein Wiener sein*, in: Abendzeitung (München), 30./31. Oktober, 1. November 1999, S. 3

Friedrich Schiller, *Kabale und Liebe*, Stuttgart 1985

Kurt Schobert, *Der gesuchte Tod. Warum Menschen sich töten*, Frankfurt am Main 1989

Herbert Schöffler, *Die Leiden des jungen Werther. Ihr geistesgeschichtlicher Hintergrund*, in: Hans Peter Herrmann (Hg.), *Goethes »Werther«. Kritik und Forschung*, Darmstadt 1994, S. 58–87

Arthur Schult, *Die Weisheit der Veden und Upanishaden im Lichte des West-Ost-Problems*, Bietigheim 1986

Hans Wolfgang Schumann, *Buddhismus. Stifter, Schulen und Systeme*, München 1998
Hans Wolfgang Schumann, *Der historische Buddha. Lehre und Leben des Gotama*, München 1995
Hans Joachim Sell, *Der schlimme Tod bei den Völkern Indonesiens*, 'S Gravenhage 1955
Quentin Skinner, *The Paradoxes of Political Liberty*, in: David Miller (Hg.), *Liberty*, Oxford 1991, S. 183–206
Ringpoche Soygal, *Das tibetische Buch vom Leben und vom Sterben. Ein Schlüssel zum tieferen Verständnis von Leben und Tod*, Bern, München, Wien 1993
S. E. Sprott, *The English Debate on Suicide. From Donne to Hume*, La Salle 1961
Dietrich Stollberg, *Suizid und christlicher Glaube. Seelsorgerische Aspekte*, in: Friedrich Petrowski, Franz Peter Zimmer (Hg.), *Suizid. Weg der Freiheit?* Tagung der Evangelisch-Katholischen Telefonseelsorge und des Zentrums für Psychologische Medizin Saarbrücken, Regensburg 1991, S. 45–53
Gerhard Streminger, *David Hume. Sein Leben und sein Werk*, Paderborn 1994
Malladi Subbamma, *Hinduism and Women*, Delhi 1992
Rajan Rajeswar Sunder, *Real and Imagined Women. Gender, Culture and Postcolonialism*, London, New York 1993
Kichinosuke Tatai, *Japan*, in: Lee A. Headley (Hg.), *Suicide in Asia and the Near East*, Berkeley, Los Angeles, London 1983, S. 12–58
Hanh Nhat Tich, *Wie Siddharta zum Buddha wurde. Eine Einführung in den Buddhismus*, Berlin 1998
H. C. Upreti, Nandini Upreti, *The Myth of Sati. Some Dimensions of Widow Burning*, Bombay, Nagpur, Delhi 1991
Tilmann Vetter, *Tod im Buddhismus*, in: Constantin von Barloewen (Hg.), *Der Tod in den Weltkulturen und Weltreligionen*, München 1996, S. 296–330
John P. Webb, William Willard, *Six American Indian Patterns of Suicide*, in: Norman L. Farberow (Hg.), *Suicide in Different Cultures*, Baltimore, London, Tokyo 1975, S. 17–33
A. Wezler, *Der Tod als Mittel der Entsühnung (gemäß dem*

*Dharmasastra)*, in: Gerhard Oberhammer (Hg.), *Im Tod gewinnt der Mensch sein Selbst. Das Phänomen des Todes in asiatischer und abendländischer Religionstradition*, Wien 1995, S. 97–140

Beate Willms, *Die Selbstmordrate wegen Pleiten verdreifachte sich*, in: die tageszeitung, 13. 6. 1998

Jakob Wisse, *Selbstmord und Todesfurcht bei den Naturvölkern*, Zutphen 1933

Alan Wolfe, *Suicidal Narrative in Modern Japan. The Case of Dazai Osamu*, Princeton 1990

Theodore Ziolkowski, *Das Amt der Poeten. Die deutsche Romantik und ihre Institutionen*, München 1994